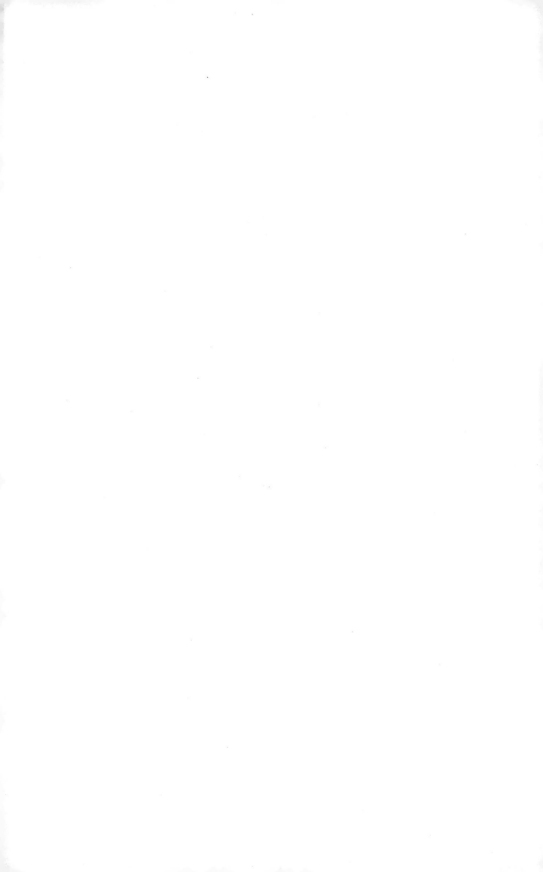

百岁活法

THE PATH TO LONGEVITY

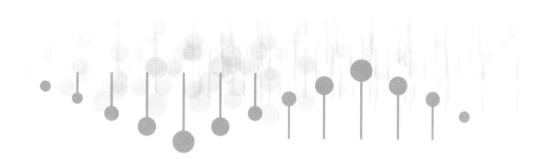

田同生 著

中国出版集团
中译出版社

图书在版编目（CIP）数据

百岁活法 / 田同生著 . -- 北京 : 中译出版社，
2025. 1. -- ISBN 978-7-5001-8065-4

Ⅰ . R161.7

中国国家版本馆 CIP 数据核字第 20244FJ280 号

百岁活法

BAISUI HUOFA

著　　者：田同生
策划编辑：朱小兰　苏　畅　刘炜丽
责任编辑：朱小兰
文字编辑：苏　畅　刘炜丽
营销编辑：任　格

出版发行：中译出版社
地　　址：北京市西城区新街口外大街 28 号 102 号楼 4 层
电　　话：（010）68002494（编辑部）
邮　　编：100088
电子邮箱：book@ctph.com.cn
网　　址：http://www.ctph.com.cn

印　　刷：北京中科印刷有限公司
经　　销：新华书店
规　　格：710 mm×1000 mm　1/16
印　　张：16.5
字　　数：180 千字
版　　次：2025 年 1 月第 1 版
印　　次：2025 年 1 月第 1 次

ISBN 978-7-5001-8065-4　　　　　定价：79.00 元

中国的人均预期寿命已接近 80 岁，毫无疑问，人类集体进入了长寿时代。这两年，关于如何应对衰老，甚至探讨永生的作品纷至沓来。我很欣喜地看到本土作家田同生，也是"跑圈"著名的"百马大叔"，在 71 岁时"用自己的骨头熬汤"，奉献出一部如何应对长寿时代的优秀科普作品。相比我看过的、包括风靡全球的一众作品，《百岁活法》的内容取材真实、知识结构新颖、文笔干净亲民，具备很强的参考意义和实操性。

——尹烨，华大集团首席执行官、生物学博士

百年人生逐渐会成为常态，问题是生理质量和心理健康。医疗多是被动支撑，运动才是主动加持。老田以资深管理专家的视野和运动达人的扎实经验，用"古稀青年"的循循善诱，写下这本运动健康启蒙书。开卷有益，运动有功，推广有善。

——王巍，金融博物馆理事长

《百岁活法》是一部与众不同的著作，没有故作深沉的理论，也没有哗众取宠的所谓诀窍，是作者田老师实践健康长寿的忠实记录。

田老师跑过一百多场马拉松，我曾经和田老师一起沿着北京中轴路从南五环跑到北五环，他对跑步和健身的理念深深地打动了我。摆正心态，跑稳每一步，再长的路都不是问题。百岁不是梦，没有长寿基因也不是问题，心态平和、科学健身、尊重自然，我们就会突破生命的极限，实现梦想。

——尹晓珺，北京链家党委书记、马拉松爱好者

我要向你推荐《百岁活法》这本书，因为老龄化是不确定未来中最确定的一件事。健康管理极为复杂，需要更全面、科学、具体的方式来应对。无论个人还是企业，只有立足健康保障领域的系统知识图谱，全场景布局、解决方案开发，才能发掘健康生活和健康商业的创新价值。

——吴声，场景实验室创始人、场景方法论提出者

随着基因技术的发展，活到百岁不再是梦，但如何实践、如何健康变老，需要我们身体力行，从锻炼、饮食和生活习惯入手，做出改变并持之以恒。田老师的这本《百岁活法》知行合一，他在书中分享了自己的运动健康经验，也收纳了不少当今社会中国老人提高身体健康水平的实际案例。随着中国社会加速老龄化，更健康地变老不仅可以帮助每位老人延长自己的"健康年龄"，也有助于为整个社会增加活力。

——吴晨，著名财经作家、晨读书局创始人

作者以亲身经历诠释了马拉松精神在生命赛道上的无限延伸。作为一名外科医生，我深感本书不仅是一部健康生活的实践指南，更是

田同生老师对现代医学成果的精细解读。它鼓励我们打破年龄的界限，以科学的态度拥抱生活，以昂扬的斗志追寻理想。让我们一起跟随田老师坚定的步伐，感悟科学严谨与生命温情的完美交融，共同追寻超越百岁之外的无限可能。

——马向涛，北京大学外科学博士、《生活之道》《癌症传》译者

2023 年，我开始与田同生老师一起做长寿科技社群，他每天都在群里打心率卡，分析自己的心率、睡眠、最大摄氧量等各种身体数据，带动大家逐渐形成以数据为基础的健康生活方式，这个社群实践也是本书的一个重要基础。希望各位读者跟上田老师的脚步，走向健康长寿的人生之路。

——贺志刚，创新地图（北京）文化公司首席执行官

《百岁活法》不仅是一本关于长寿的书籍，更是一份经验丰富的跑者亲笔撰写的健康宣言。我认识田老师快 30 年了，看着他从一个文弱的中年男子，一步步变成一位跑过一百多场马拉松的活力长者。他不仅是健康理念的倡导者，更是实践者，他以亲身体验告诉我们：年龄从来不是限制，而是新的开始。

——刘湘明，钛媒体联合创始人及联席首席执行官

田老师的新书《百岁活法》真不简单。本书立足理论起点和个人实践原点，用全新视角和非虚构的写作手法，生动地讲述了从"运动是良药""吃出来的健康"到"住院体验记"的经纬脉络，把健康长寿路径立体地呈现在您的面前，是思想指引，也是行动激励。

——张路平，《跑者世界》总编辑、《马拉松大时代》作者

健康的百岁人生要这样活

我们所处的时代，注定将是一个长寿时代。

在文明的演进过程中，经济发展让人们的生活变得富足，温饱已经不再是大多数中国人生活的第一目标。同时，医疗水平的提升让曾经的疑难杂症、不治之症有了破解之道，越来越多的人可以活得更久。于是，在生命长度延长的过程中，人们开始追求生命的广度与深度，即多维、立体的生命体验。

时至今日，"百岁老人"这个概念对绝大多数国人而言尚显得有些遥远，但我相信，随着时间的推移，会有越来越多的百岁老人出现在你我身边，甚至我们的家人也可能成为这一群体的一分子。

然而，很少有人为自己的"百岁人生"做好准备。"100"这个数字对年龄而言，在人类的历史上显得如此不可思议而神圣，但毫无疑问，我们以及我们的后代，正处在迎接百岁人生的时代关口上。

在伦敦商学院管理学教授琳达·格拉顿（Lynda Gratton）和伦敦商学院经济学教授安德鲁·斯科特（Andrew Scott）合著的《百岁人生》一书中提道："在 21 世纪，一个出生在西方国家的孩子有至少 50% 的概率活过百岁，而就在一个世纪以前，这个概率还不到 1%。"

人类寿命在过去的 19 世纪和 20 世纪一直呈现上升的趋势，平均每 10 年增长 2 岁。因此，我们大多数人的寿命将在没有任何悬念的情况下变得更长，古稀、耄耋老人将不再稀有。于是，一个很现实的问题出现了：如何在更长的生命中，拥有更高的生命质量？尤其是在已经进入老龄化社会的中国，随着年龄增长而出现的疾病不仅给老人带来身心痛苦，也给个人、家庭和社会带来沉重的经济负担。

如何让自己更健康地变老，不仅是一个关乎个人，更是关乎家庭、社会的重要课题。健康地走完一生，应该是所有人都梦寐以求的事情。要想实现这个目标，除了自身在生活上要注意，更需要全面了解有关延缓衰老的最新研究成果——这也是田老师在本书中意图全面解答的重要课题。我们中的绝大多数人的寿命都会比长辈更长。

《百岁活法》，诚如其名，要想开心、快乐、健康地活到 100 岁，我们需要注意什么？我们需要做些什么？

中国营养学会在《中国居民膳食指南科学研究报告（2021）》中强调，要想健康长寿，饮食与运动是其中关键的两个方面，要"以慢性疾病预防为目标，全方位引导健康生活方式"，这一点与田老师在本书中的主体观点是一致的。

说起本书的作者田同生，他是我的长跑启蒙者之一。我至今仍记得当年他生拉硬拽地带着我去跑步的场景，但田老师的特别之处在于，与其他很多推荐我去跑步或运动的朋友相比，他讲求方法论，更注重科学健身的理念，我在他的引导下受益匪浅。

迄今为止，我已经跑了两百多场马拉松。十年间，我没有受过大伤。更值得骄傲的是，我保持着百分之百的参赛完赛率。一旦出发，就坚持到底，从未弃赛，这也有赖于田老师所倡导的运动科学理念。

像马拉松这种超大运动量的运动，很容易对人体造成损伤，这有悖于运动的健康初衷。对此，田老师一直告诉我，不舒服就要去看医生，千万不要勉强自己的身体。很多刚刚接触马拉松的跑者，过分追求速度，以至于让身体承受了巨大的冲击。我记得自己刚开始接触马拉松时，田老师告诉我，只有跑得慢，才能跑得久。这个道理初一听或许与追求速度的理念相左，但经过亲身实践，也令我受益匪浅。长期从事马拉松运动推广与研究的田老师，终于可以将他多年来通过实践总结出来的经验与方法归纳整理成书，分享给更多追求生命质量的朋友。

本书提供了这样一个观点：在生活水平提高和现代医疗的加持下，中国人均预期寿命已经达到 77 岁。据预测，2035 年中国大陆地区的人均预期寿命将达到 81.3 岁。不过，现代医疗在延长生理寿命的同时，健康寿命并未得到显著延长。

田老师认为，人生有三个年龄：自然年龄、生理年龄和健康年龄。自然年龄就是根据生日计算出来的真实年龄，生理年龄则因人而异，与每个人长期的生活习惯有关，但这种年龄观的颗粒度比较粗，有时也称作"代谢年龄"。健康年龄的维度与计算方法则更加复杂，指一个人在没有生病导致生活不便的情况下正常生活的年限："人均预期寿命－长期卧床或需要照护的年限＝健康年龄"。由此推算，77 岁（人均预期寿命）减去 68.7 岁（健康寿命）等于 8.3 岁（带病生存年限）。中国人平均有八年多的时间无法自理，要靠家人或者他人护理。不要小看这八年多的时间，这不是一个人的时间，而是一个人活受罪，一家人跟着受苦受累的八年多。现代医学延长了中国人的自然年龄，但医学延长不了中国人的健康年龄。

麦肯锡健康促进研究院的一篇报告指出，健康应该涵盖"身体、心理、社交、精神健康"四个维度。以四个维度的整体健康为核心，还要考虑个人以及社会环境的影响。在本书中，田老师以这类学术研究的宏观表达为基础，进行了微观层面的具体研究，并从多个视角对生命健康进行规划与解析，除了在他倾注最多精力的科学长跑方面给出大量建议，还从癌症预防、心脏病预防、阿尔茨海默病预防、老年防摔倒、饮食科学、智能设备等多个方面入手，通过采访、分析等渠道，总结了很多鲜活真实的案例，辅以他本人多年研究的心得体会，为我们展示了一幅"百岁活法"的实景图。

希望田老师的"健康年龄"理念可以推广给更广泛的受众群体，让更多人在更早的年龄阶段就意识到科学运动、健康生活对于生命质量提升的重要意义。这是一件了不起的事。

——毛大庆，优客工场、共享际创始人、
中国探险协会百马跑者分会会长、毛线团公益跑团创始人

《百岁活法》：现代都市人群的健康生活指南

作为现代都市人群的一员，你我活得真的不容易。常年的工作压力，应酬带来的生活不规律，受环境限制无法坚持运动……于是，我们的焦虑越来越严重，越来越多的人陷入亚健康状态，我们的白头发也越来越多。

现代医学倒是发达，但主要聚焦于"治病"，要等到我们生病之后才用得着，一旦"病好了"就又没人管了。于是，出院的人多，入院的人更多；越来越多人患上慢性病；预期寿命得到了延长，预期健康寿命却并没有延长。关键是，周围时时刻刻都有各种令人分心的因素，等我们发现自己身体出了问题，往往为时已晚，要吃药、住院、手术……

幸而，在现代科技的加持下，我们拥有装备了大量传感器的智能可穿戴设备，还拥有能对数据做深度解读的人工智能，我们终于有机会像读汽车仪表盘一样，通过智能可穿戴设备的跟踪分析结果实时了解自己的健康状况。

让科技成为每个人的"中南海保健医"是我们正在积极实践的理念，也是田同生老师在本书中重点提到的著名长寿专家彼得•阿提亚的健康理念：要想"治未病"，你先要对自己的健康状况了如指掌。

我们想要保持身体健康，就要坚持锻炼，对抗懒惰；我们想要饮食健康，就要抵御垃圾食品的诱惑；我们想要作息规律，就要放弃彻夜刷剧等娱乐。

当我们忙碌了一天，消耗了几乎所有心理能量的时候，追求那点儿不太健康的小小的心理满足就成了自然而然的选择。于是，在日积月累之下，健康就成了奢望。

真的就没有办法享受健康又幸福的人生了吗？幸好田同生老师让我们看到了希望，他用自己的亲身经历和发生在自己身边人身上的故事，帮我们重构了健康生活的理念：我们完全不必为了健康委屈自己，完全可以从兴趣的角度出发，了解健康的秘密，享受运动的乐趣，甚至可以把智能可穿戴设备变成自己健康生活的小助手。

于我而言，田同生老师还有更重要的价值，那就是让我"用心理的懒惰去战胜生理的懒惰"。田老师是把理论与实践相结合的健康生活的先行者，也是健康生活的榜样和目标，我只需要相信和接受他的宝贵经验就好，这样就省去了心理成本，坚持健康生活也就变得容易多了。

田老师的《百岁活法》已经成为我的健康生活指南，希望也变成你的指南！

——王煜全，海银资本创始合伙人、长寿科技产业投资人

《百岁活法》：大众健康的"新处方"

田同生是我的马拉松启蒙导师。15 年前，在田老师的鼓励下，我从一个跑步小白开启了奔跑人生，至今已完成"六大满贯""777""极地长征"等赛事。2018 年，我还完成了百天百场全马挑战，并创立了"秘境百马"品牌。

在奔跑中，田老师就像一粒火种，以燎原之势，带动成千上万像我这样的普通人跑了起来。长久以来，他并不满足于在赛道上为大家"授业解惑"，笔耕不辍的他通过《百马人生》《让孩子们跑起来》等书，为大众健康奔跑开出一系列"新处方"。

在田老师的新书《百岁活法》中，他将自己在康养长寿、科学养生、人生规划等领域积累多年的知识，毫无保留地奉献给了读者，全书十二章，以非虚构的手法向我们讲述了身边那些运动健康人士的生活故事，文字精练、故事精彩、案例典型、数据翔实。在最后一章，田老师现身说法，用自己的亲身经历，为读者解读长寿密码。言辞恳切，字里行间充满了对生活的热爱、对新知的渴求。71 岁的田老师用自己的实践，为老年朋友规划未来人生提供了优秀范本。

中国正在加速迈入老龄化社会。2023 年，人社部公布的数据显示：我国 60 周岁及以上老年人口超 2.96 亿，占总人口的 21.1%，老龄化趋势明显。家家有老人，人人会变老。老人的生活幸福指数，直接关系到家庭的幸福指数。因此，科学养老、健康养生其实是每个家庭必修的"幸福课"。

《百岁活法》是我迄今读过的关于健康和养老最具实操性的一本书，书中干货满满，诚意推荐给期待父母长命百岁的朋友，这将是你们送给父母最好的礼物。

——金飞豹，探险家、跑者

目录

第四章

运动是良药

第五章

躲过心脏病

第六章

癌症的预防

第七章

预防阿尔茨海默病

第八章

老人的生命线：骨肉健康

第九章

吃出来的健康

第十章

智能健康管理

第十一章

跑起来更健康

第十二章

住院体验记

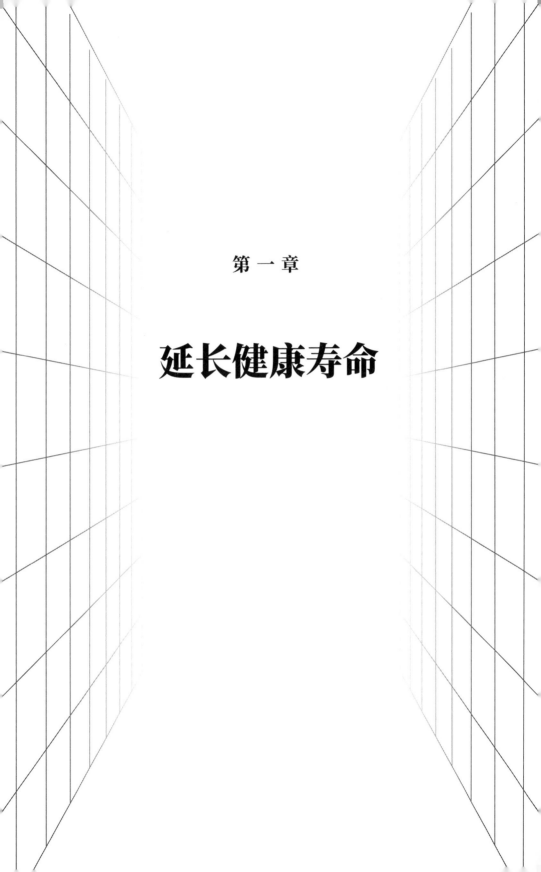

第 一 章

延长健康寿命

第一节 健康老龄化的楷模：
北京马拉松大爷张顺

2023 年 3 月，北京玉渊潭公园的迎春花开始吐露黄色的花蕾。张顺时年 87 岁，他清晨 5 点就开始在公园跑步。他家住在临近玉渊潭公园的一个小区，初次到玉渊潭公园跑步那年他 53 岁，自那以后，他已经在这里跑了三十多年。

1989 年 10 月，北京正在举办一场马拉松比赛，选手们从工人体育场出发，途经天安门、钓鱼台，跑至三环路折返，然后经过广播大楼、和平门、崇文门，最终返回工人体育场。那时的北京马拉松属于精英的竞技赛事，对于参赛者的年龄和成绩的要求很高，不接受社会人员报名。北京马拉松创办于 1981 年，1989 年首次设立女子赛事，参赛的女子选手共计 19 人，男女选手加在一起也不足 100 人。

1989 年北京马拉松的比赛路线途经月坛北街，张顺的家就在这条街上。比赛当天，他站在马路旁给选手们加油助威。他想，有朝一日自己也要跑一次马拉松。从此，他便开始在玉渊潭公园跑步，日复一日，年复一年，从 1989 年跑到 2023 年。

张顺是北京延庆人。小学五年级时，由于不能继续在本村就读，他需要到 3 千米外的地方上课。为了上学，他每天都跑步去学校，放学再跑步回家。学校的老师从来没教过他如何跑步，他总是怎么舒服怎么跑。20 世纪 60 年代，他加入中国人民解放军，投入部队这个大熔炉。张顺从延庆前往四川，那里是他部队的所在地。那个年代，在"备战、备荒、为人民"的大背景下，部队经常进行野外拉练，战士们荷枪实弹、全副武装，脚上穿一双军用胶鞋，一跑就是一二十千米。

从 1896 年的首届奥运会开始，马拉松一直属于精英的竞技运动。只有那些天赋异禀的精英选手才能参加马拉松比赛，普通老百姓与马拉松基本无缘。到了 1980 年，西班牙人萨马兰奇担任国际奥林匹克委员会主席，他开始推动大众体育。1983 年，国际奥委会成立了大众体育委员会，呼吁不同年龄、不同性别、不同经济条件的人，通过体育锻炼来保持身体健康，促进身体素质的发展。

1983 年，第五届全国运动会在上海举行，中华体育总会一致同意萨马兰奇赞助群众性马拉松的建议，第一次提出"群众性马拉松"的理念。1987 年起，每年 6 月 23 日，世界各地都会举办奥林匹克日长跑活动，吸引成千上万的人跑完 10 千米，而举办这个活动的国家和地区的数量从最初的 45 个发展到 170 个。

十几年后，"群众性马拉松"的理念变成了行动。1998 年，北京马拉松从原来的 3 小时关门 ① 的精英赛，改为 5 小时关门的大众赛，还增加了 21.0975 千米半程马拉松、10 千米马拉松和迷你马拉松等项目。

2004 年 10 月 17 日，张顺第一次参加北京马拉松比赛。比赛的起点设在天安门广场，终点是在奥体中心，关门时间为 5 小时。站在天安门广场的张顺激动不已，15 年前的梦想终于要变成现实了。当他的双脚跨过奥体中心的马拉松终点线时，成绩显示：4 小时 31 分。那一年，有很多比张顺跑得慢的选手，都没有在终点领到证书，因为组织者没有想到会有这么多人能在 5 小时内跑完马拉松，印刷的证书远远不够。同样在那一年，有一位年逾六旬的大众选手，他在跑进奥体西门后突然倒地。守候在一旁的救护车即刻将这位选手送至医院，但经抢救无效后死亡。

同年，张顺还参加了北京国际山地徒步大会，从门头沟广场出发，途经妙峰山，到潭柘寺结束，全程 100 千米。参加那次大赛的有 5000 人，仅有 173 人完赛，张顺名列 132 名，那年他 68 岁。从 2004 年到 2018 年，张顺连续 14 年参加北京马拉松比赛。

2022 年 11 月 6 日约 13 点 40 分，86 岁的张顺步履稳健地跨过北京马拉松的终点拱门。他头戴一顶黄色的遮阳帽，身穿

---

① "关门"即"关门时间"，是指参加马拉松比赛的选手需要在规定的时间内完成全程赛程。一旦超过关门时间，组织者会停止提供比赛支持和安全保障，并可能取消选手继续比赛的资格。这意味着选手需要在规定时间内完成全部赛程，包括过程中的补给站和检查点。设定关门时间的目的是确保比赛的安全性和顺利进行，有助于保障交通道路的恢复和遵守相关的城市管理规定。

天蓝色的运动服，十余位"关门兔"①簇拥在身后。那一刻的场景，被无数相机、手机和摄像机记录下来并被即刻传播，86 岁跑完北京马拉松的"北马大爷"成为中国人的集体记忆。

2023 年 3 月初的一天，毛大庆带领公益跑团毛线团的若干成员和张顺大爷聚会，我也参加了。张顺大爷精神矍铄，说话条理清晰。他告诉我们，他晚上 8 点就要上床睡觉，早上 4 点半出门跑步。除非下大雨刮大风，即便是下小雨刮小风，他也会坚持跑步。

张顺大爷手腕上戴着一款佳明 235 智能手表，手机上则有一个和智能手表配套使用的手机软件。他从随身的包里取出一个小本子，其中一页写着：2022 年 365 天，跑步 290 天，没有跑步 75 天（包括生病的 20 天）。全年总跑步量 4709 千米，每月的跑步量都超过了 300 千米，其中包含跑了 1 个全程马拉松（2022 年北京马拉松），78 个半程马拉松（日常训练）。

言谈中，我感觉张顺大爷对自己 2022 年的总跑步量不太满意。他把小本子翻到前面几页。原来，他 2019 年的总跑步量就达到了 5293 千米，而 2020 年的总跑步量为 5241 千米，大爷对自己的要求实在是太高了。

张顺大爷有一个女儿和一个儿子，他从来不给子女添麻烦，凡是自己能做的事都尽量自己做。女儿在一家国企上班，工作很忙，不好请假。每逢大爷家里做了好吃的东西，大爷就跑步送到女儿的单位。如此一来，女儿不用请假，下楼取一下

---

① "关门兔"指的是在马拉松比赛中，在停止计时前（也就是关门前）完成比赛的配速员。马拉松参赛者只有在关门时间内完成比赛，才能取得证书和完赛奖牌。"关门兔"是大众选手在规定时间内完赛的重要参照物，在马拉松比赛中不可或缺。

就行。大爷说什么时间到就什么时间到，非常准时。大爷笑着说，他是按照配速跑去女儿单位的，坐公交车去都不能保证这么准时。

他还拿出一张自己80岁时跑厦门马拉松的成绩证书：4小时41分56秒。波士顿马拉松80岁选手的达标成绩要求是在4小时50分之内，他的成绩比波士顿马拉松的达标成绩还快8分钟以上。

能够健康活到80岁很难，80岁还能跑马拉松更难，80岁跑马拉松成绩还能达到波士顿马拉松的标准，那可真是难上加难。

在中国，80岁以上的老人有3580万人。3580万人是怎样的概念？这个数字的人口，要比澳大利亚和新西兰的人口总和还要多。除了张顺大爷，我还真没见到中国还有哪位80岁老人的马拉松成绩能够达到波士顿马拉松的标准。

张顺大爷总结自己跑步三十多年来的收获，认为这四点是最重要的：

第一点是收获了健康。在跑马拉松之前，他总感觉后背像被一大块冰压着，沉重而不爽，没想到在跑马拉松的一年后就见好了，在此之前，他已经被这个毛病困扰了很多年。

第二点是收获了友情，扩大了社交圈。他结交了许多新朋友，尤其是年轻的朋友，生活在一大群好朋友中间，感觉很温暖。

第三点是磨炼了意志。不经历跑马拉松的风雨和痛苦，怎么会知道人的精神作用如此巨大呢？从此不再惧怕困难。

第四点是收获了快乐。自从爱上马拉松，只要出去跑就快乐一整天。每次参加比赛，那股高兴劲儿就更别提了，乐此不疲。

跨入 2023 年，张顺大爷就迈进了 87 岁。

民政部官网发布了《2023 年民政事业发展统计公报》(简称《公报》)。《公报》披露，截至 2023 年底，全国 60 周岁及以上老年人口 29 697 万人，占总人口的 21.1%，其中 65 周岁及以上老年人口 21 676 万人，占总人口的 15.4%。据测算，预计"十四五"时期，60 岁及以上老年人口总量将突破 3 亿人，占比将超过 20%，进入中度老龄化阶段。2035 年左右，60 岁及以上老年人口将突破 4 亿人，在总人口中的占比将超过 30%，进入重度老龄化阶段。

"健康老龄化"是应对人口老龄化最好的手段和途径。在中国，80 岁以上的高龄老人有 3580 多万。86 岁跑完北京马拉松的张顺大爷用自己健康的身躯诠释了"健康老龄化"的意义，张顺大爷本人也是健康老龄化的楷模！

世界卫生组织关于健康老龄化的概念有两个重要的特征：

一是强调生命的质量，而不仅是寿命的长短；

二是突出老年人的尊严和自由。

这两个特征，张顺大爷都符合。

张顺大爷不仅寿命长，更重要的是生命的质量高，是真正有质量的长寿。身体好的人不一定能跑完一场 42.195 千米的马拉松，但 86 岁的张顺大爷能完赛，那一定说明他的身体非常好。

正是由于张顺大爷的寿命质量高，他生活得非常有尊严，也因此成为社会大众所仰慕的偶像人物。

2022 年 11 月 6 日之后，也就是北京马拉松赛后的那几天，张顺大爷一直都是朋友圈和自媒体热议的话题。

很多人到了 86 岁这个年纪，可能已经丧失生活自理能力，变成失能或半失能老人。据称，中国目前有失能和半失能老人 4400 多万人。

评估老年人失能程度的指标包括基本日常生活活动能力（ADL）和工具性日常生活活动能力（IADL）。前者包含洗澡、进食、上下床、穿衣、如厕、排便等，后者包含家务、做饭、服药、购物、理财等。

对于能跑马拉松的张顺大爷来说，基本日常生活能力和工具性日常生活能力根本就不是问题。

张顺大爷不断学习，68 岁开始跑马拉松。当张顺大爷第一次站在北京马拉松的赛道上时，他已经 68 岁了，早已退休，当时是 2004 年。然而，他主动学习跑步，刻苦训练，在 4 年后的 2008 年，也就是他 72 岁时，他在北京马拉松比赛中跑出 4 小时 17 分 15 秒的成绩。根据当年波士顿马拉松的 BQ 成绩[①]（2020 年波士顿马拉松 70~74 岁 BQ 成绩为 4 小时 20 分），他的表现完全达标，甚至与全世界跑马拉松的同龄人相比，张顺大爷也是佼佼者。

北京马拉松本身就是一个大规模的社会活动，张顺大爷在 86 岁高龄时主动参与其中。同时，他也把自己健康向上、老当益壮的正能量带给了北京马拉松，成为北京马拉松比赛中一道

---

① BQ 成绩是波士顿马拉松的报名资格标准。自 1970 年设立以来，BQ 成为无数跑者追求的目标，每个年龄段都有相应的成绩要求，达到 BQ 意味着具备了与世界顶尖跑者同台竞技的资格。

亮丽的风景线！他跑到终点的那些照片和视频，感动了包括我在内的几乎所有人。

跑步不仅强健了张顺大爷的体魄，还扩大了他的社交圈，现在和他交往的跑友，都是比他年轻很多的人。

10年后，我自己也将要迈进80岁高龄老人的行列，我很庆幸，在我70岁的时候，找到了一位学习的标杆，那就是86岁的张顺。

对照张顺大爷，我觉得可以学习这两点：

第一点是不做"负担"，要做"分担"。

前半生不给父母增加"负担"，后半生不给子女增加"负担"。我年纪再大，也没有张顺大爷的年纪大，自己的身体越健康，就越能"分担"子女身上的负担。

第二点是由关注"疾病"，变为关注"身体"。

没生病不代表健康。能运动，能跑步，才代表健康。

当你把健康交给医生的时候，其实，你已经输了。医生只能治病，健康的事情要靠自己。只有"身体好"，才能"心态好"。

人要想健康，首先需要保证身体健康。因为身体是基础，没有脱离身体健康的"好心态"。

我们经常听到有人说这样一句话："人老腿先老。"这句话正确吗？如果正确，如何解释86岁的张顺大爷可以跑马拉松这件事？

马拉松全程长度是42.195千米，张顺大爷用两条腿持续奔跑了6小时12分15秒。北京马拉松比赛当天，有不少年轻人都没能在关门时间前跑完全程。

人的两条腿是生命体，生命体和银行存款不同，只要你不动银行存款，存款的数额永远都是那么多，不仅不会变少，还会产生利息。

生命体的规律是"用进废退"，你不使用身体，不仅不会产生利息，甚至连本钱都会赔掉。

第二节　何为健康寿命？

在生活水平提高和现代医疗的加持下，中国人均预期寿命已经达到 77 岁。张顺大爷目前的年龄，比平均预期寿命还年长 10 岁。据预测，2035 年中国大陆地区的人均预期寿命将达到 81.3 岁。

不过，有喜也有忧。现代医疗在延长生理寿命（Lifespan）的同时，健康寿命（Healthspan）并未得到显著延长。

2019 年 7 月 29 日，国家卫健委召开新闻发布会。根据其公布的数据，2018 年中国人均预期寿命为 77 岁，健康预期寿命为 68.7 岁，居民大致有 8 年的时间生活不能自理，需要依靠家人或者他人护理。

世界卫生组织发表的《2022 年世界卫生统计报告》（数据源于 2019 年）显示，全世界男女健康寿命的国家排名情况如下：第 1 位是日本，74.1 岁；第 2 位是新加坡，73.6 岁；第 3 位是韩国，73.1 岁；第 4 位是瑞士，72.5 岁……第 41 位是中国，68.5 岁。健康寿命最短的国家是位于非洲南部的莱索托，男性为 42.3 岁，女性为 46.4 岁，平均值为 44.2 岁。

其实，人生有三个年龄：自然年龄、生理年龄和健康年龄。

计算"自然年龄"很简单，任何一名小学生都能算出来。以 2023 年为例，我当时 70 岁。我出生于 1953 年，用 2023 减去 1953 等于 70，这个 70 就是我的"自然年龄"，也被称为"时序年龄"。印在户口本、身份证或者护照上的年龄就是"自然年龄"。

另外一个年龄是"生理年龄"。"生理年龄"因人而异，非常个性化，千人千面。此外，"生理年龄"属于一种健康理念，颗粒度比较粗，有时也称作"代谢年龄"。

2019 年的夏天，我曾经做过一次基础代谢的测试。数据显示：我的"代谢年龄"为 41 岁，要比我当时的"自然年龄"小了整整 25 岁。

记得几年前，我看过一档有关减肥的电视节目。一个 27 岁的女孩，体重一百多千克。她出生于音乐世家，从 4 岁起就跟着父亲学习小提琴。她的梦想是穿上漂亮的晚礼服，站在舞台上演奏小提琴。然而，经过节目组的相关测试，这个 27 岁的女孩"代谢年龄"为 38 岁，比她的"自然年龄"大了 11 岁，在代谢层面上，她已然成了一位中年女性。节目中还有一位 42 岁的男士，经测试，他的"代谢年龄"为 57 岁，比他的"自然年龄"大了 15 岁。

2021 年初，我还做过一次关于骨密度年龄的检测，是在一台双能 X 线骨密度检测仪上完成的，检测显示我的骨密度数值：脊柱 1.307；双股骨均值 1.004。我的"脊柱骨密度"相当于 20 岁，"双股骨密度"相当于 40 岁。

2022 年 11 月 6 日，我也参加了北京马拉松比赛，在比赛的前半程，我和张顺大爷相隔的距离并不远。跑到大约23千米时，我被从身后跑过来的一个冒失鬼狠狠撞了一下，身体一下子失去了重心，摔倒在地，膝盖和手都流了血，我当时觉得这下可能要完了。

我被周围的人搀扶起来，一条腿搭在救护车边上，另一条腿还在地上站着。我对医生说，等几分钟看看情况再说。几分钟后，我感觉没有大碍，就离开了救护车，继续跑到终点。

事后，之前帮我做了骨密度检测的首都体育学院的吴昊教授说，这要感谢我的身体，因为我的脊柱骨密度年龄是20岁，双股骨密度年龄是40岁，不然的话，我一定会骨折，后半生还有可能会在轮椅上度过。

健康寿命指的是一个人在没有生病而导致生活不便的情况下正常生活的年限。这是一道数学题："人均预期寿命－长期卧床或需要照护的年限＝健康寿命"。

由此推算，77岁（人均预期寿命）减去68.7岁（健康寿命）等于8.3岁（带病生存年限）。中国人平均有8.3年无法生活自理，要靠家人或者他人护理。

这种状态就是一个跨度为八年多的三边工程：一边活着，一边受罪，一边花钱。八年多是一个平均数，如果落到某个具体的人头上，这种"自己受罪、家人受累，国家多花医药费"的状态有可能会持续十几年。

现代医学科学正在延长中国人的年龄寿命，但医学科学解决不了中国人的健康寿命问题。87岁的张顺大爷除了年度体检，几乎不去医院。他说，他一生中只有两次去医院看病的经历，一次是到口腔医院做假牙，另一次是去医院做脊柱微创手术。做脊柱微创手术的那次，大爷没和家里任何人打招呼，一个人前往医院，做完手术回到家才告诉家人。

目前，张顺大爷的健康寿命要比中国人均健康寿命的 68.7 岁整整高出 18 年。他的健康寿命提升的原因不在于现代医疗，而是他从 53 岁开始，三十多年如一日，坚持不懈的"跑步锻炼"。

简而言之，就是主动干预，提前预防。

第三节　大器晚成不是梦

美国女作家玛希·埃尔博尔写过一本书——《成就斜杠人生》，这本书中文版的译者是毛大庆。我和毛大庆一起跑过很多场马拉松。"新斜杠"指的既是一种新技能，也是一份新的职业。斜杠越多，意味着人生的选择越多；斜杠越多，说明生活情趣越多；斜杠越多，表明释放人生的价值也越多。

20 世纪的人们把人生分为三个阶段：受教育阶段、就业阶段和退休阶段。受 2020 年新冠大流行的影响，我原来的事业不能做了，我从就业阶段进入退休阶段。

然而，我赶上了"百岁人生时代"的红利期，如果我未来的身体像目前这样健康，我就有很大的机会能活到 90 岁以上。我母亲 91 岁时去世，我的身体可能遗传着母亲的长寿基因。

几年前，伦敦商学院管理学教授琳达·格拉顿与经济学教授安德鲁·斯科特合著了《百岁人生》一书。书中指出，人们有真正摆脱三段人生限制，以更灵活、更积极的方式度过此生的机会。

如果以《百岁人生》一书的观点来预测我的未来，从理论上讲，我还有二三十年的大好时光，还会赶上很多机遇。我认为我不是"早慧"的那类人，可能属于"晚熟"型，因为我的收获被上天安排在人生的第四阶段。

2019 年 12 月，我在阅读艾伯特 – 拉斯洛·巴拉巴西所著《巴拉巴西成功定律》一书时找到一个也是在"人生的第四阶段"收获的成功案例。

1987 年的一天，70 岁的约翰·芬恩被耶鲁大学强制退休了。看着他离开的背影，耶鲁大学的系主任总算松了一口气。系主任想，谢天谢地，从今以后，一分科研费用都不会浪费在约翰·芬恩身上了。

约翰·芬恩是在 50 岁被耶鲁大学聘为教授的。从学术研究的标准来看，50 岁确实太老了，成为学术明星的可能性微乎其微。

约翰·芬恩属于那种做什么都起步晚的人。他 32 岁才发表第一篇论文，35 岁才在普林斯顿大学获得教职。

研究者们通过数十项研究探讨年龄与一系列创造性领域的关系，揭示了这样一个规律：在创造性领域，一个人最出彩的成果往往在其职业生涯中期取得，或者说在其 30~40 岁。

很显然，约翰·芬恩最有可能出彩的时期早已成为过去。他在 50 岁没有取得成果，60 岁同样没有取得成果，没有人会相信一个人到了 70 岁还能比年轻时更有可能出成果。

约翰·芬恩研究的是原子和分子束，这是一个深奥且复杂的领域。他在普林斯顿大学工作了 15 年后来到耶鲁大学，继续从事以往的研究。

在耶鲁大学从事研究的 20 年里，他日复一日、年复一年地在实验室里辛勤耕耘，但收获甚少。其实，他 67 岁就从耶鲁大学半退休了，他的实验室已经被学校收回，他身边的研究人员也都离开了。

面对这种打击，约翰·芬恩并没有萌生退意，而是坚持自己的研究。在这种艰难的情况下，他发表了一篇论文，把论文中提到的技术称为"电喷雾离子化"（electrospray ionization），这是生物质谱法中的一种软电离离子化技术，可以迅速而精准地测量大分子和蛋白质的质量，他认为这一发现是一个重大突破。

约翰·芬恩不愿意躺平、享受安逸。他在 70 岁重新出发，离开了耶鲁大学，前往弗吉尼亚联邦大学。

弗吉尼亚联邦大学毫不在意约翰·芬恩 70 岁的高龄，专门为他组建了新的实验室，供他继续从事研究工作。令人意想不到的是，错过了最可能出彩的中年期的约翰·芬恩，在晚年收获了革命性的成果。他改进了最初的想法，发展出一套测量核酸和病毒的稳健方法并达到了难以置信的准确率。可以说，今天人们能了解细胞如何工作都得益于此。

时间来到 15 年后的 2002 年 10 月 9 日，约翰·芬恩与另外两位科学家共同获得了 2002 年诺贝尔化学奖。那一年，约翰·芬恩 85 岁，他还创下了获得诺贝尔奖年龄最长者的纪录。17 年后，这个纪录才被 2019 年的诺贝尔化学奖得主——97 岁的约翰·古迪纳夫打破。

研究者通过大数据分析发现，在一个人的职业生涯中，随时都会出现重大突破。这一规律并不局限于最优秀的成果，其他重要性不等的成果也同样是随机分布的。也就是说，巅峰时刻可能出现在一个人职业生涯的任何阶段，与年龄完全无关，而与持续尝试有关。

按照"随机影响规则"来分析约翰·芬恩的情况，他能获得 2002 年诺贝尔化学奖，与他日复一日、年复一年做实验密切相关，无论是在哪所大学的实验室，他都能取得优秀的成果。

还有一个重要的现象，那就是创新的生命周期发生了变化，如今许多具有卓越才智的人在职业生涯的后期才开始创新。

此外，学术创新存在两种极端的类型：概念型与实验型。实验型创新者遵循归纳法，从经验中积累知识，这种研究严重依赖他人的工作，更加倾向于实证性。而概念型创新者往往是利用抽象的原理，通过演绎推理进行研究，这种研究源于先验逻辑，更具有理论性。概念型创新者通常在比较年轻时做出重大贡献，而实验型创新者则在比较年长时做出重大贡献，两者相差约 20 岁。

在当代，概念型创新者如爱因斯坦、毕加索、安迪·沃霍尔、鲍勃·迪伦等，他们都是在 24~36 岁做出各自开创性的贡献。而达尔文、马克·吐温、保罗·塞尚、赖特（建筑大师）、罗伯特·弗洛斯（知名诗人）等伟大的实验型创新者，他们做出贡献是在 48~76 岁。[1]

《巴拉巴西成功定律》一书指出，成功与年龄无关，而取

① 王大顺，艾伯特-拉斯洛·巴拉巴西.给科学家的科学思维［M］天津：天津科学技术出版社，2021：59.

决于你向着重大突破一次次尝试的决心。

20世纪的人们把人生分为三个阶段：一、受教育阶段；二、就业阶段；三、退休阶段。约翰·芬恩正是从耶鲁大学退休后，开启了人生的第四个阶段。当约翰·芬恩的同龄人都在含饴弄孙时，他仍埋头于弗吉尼亚联邦大学的实验。

毫无疑问，健康长寿是约翰·芬恩取得成功的重要基础。如果他长久以来不够健康，经常生病，他就无法继续从事实验。如果他没能活到85岁，那么2002年诺贝尔化学奖就与他无缘了。因为诺贝尔奖有一个规矩，只颁给在世的人，一旦人去世，贡献再大也不会获奖。

从这个角度来看，诺贝尔奖确实是一个倡导健康长寿的奖项，只有健康长寿的人才有得奖的机会。

我从约翰·芬恩的故事中深受启发：成功可以发生在任何时间、任何年纪，只要你是在一个好想法上坚持不懈。

我现在的年纪，刚好和约翰·芬恩从耶鲁大学退休，前往弗吉尼亚联邦大学的年纪一样，都是70岁。另外，我也身体健康。不同的是，约翰·芬恩是科学家，而我只是一个普通人，巴拉巴西那条成功规律适合普通人吗？我应该怎么做？

我一直喜欢写作，但我不是中文系毕业的，也没有新闻系背景，我大学所学的专业是经济管理。大学毕业后，我被分配到一个省级机关工作，经常需要写一些上报材料、文件和报告。我的写作不是科班出身，属于"野路子"。

20年前，我初次接触非虚构写作，那时还叫作"特稿"。2003年4月的一天，我在北京三联书店买了一本由新华出版社翻译并出版的《普利策新闻奖：特稿卷》，这本书由美国的戴维·加洛克编写。我十分喜欢这本书，不过，当时我在一家软件上市公司做高管，虽然有空时会翻阅书籍，但并没有写特稿的打算。

我们这一代人很幸运，赶上了"百岁人生时代"。"百岁人生时代"为像我这样在年轻时写作没有成名的人提供了"大器晚成"的机会，我不能让这个机会从自己的指缝间溜掉。

要想"大器晚成"，首先，需要坚忍不拔的精神。我跑过130多场马拉松，也完成过100千米的越野赛。我曾经在3天内连续跑完3场全程马拉松，在9天内连续跑完9场半程马拉松，拥有超越普通人的超常耐力。其次，需要将想法转变成现实的能力。我是既有想法，又能让想法落地的那类人。最后，需要找到自己的优势。我在写作"长寿科技"科普作品时发现，70岁的"高龄体验"很有可能会成为我超越年轻人的优势。

在开始新的人生阶段之前，我需要花时间来投资无形资产，学习新知识，掌握新技能，建立新人脉。"充电式"学习只能在短期内提升活力，难以支撑一个人走得更远。我需要的不是短暂的"充电式"学习，而是实实在在投入三四年的时间，如同重新上了一次大学一样，为进入第四阶段打下扎实的基础。

2020年，我上了一年的网课，一是学习做"自媒体"，二是学习"非虚构写作"。从2021年元旦起，我开始运营个人微信公众号，每天都更新一篇文章，全年365天没有间断过。在我上网课时，一位做了6年自媒体的老师说，带来流量的秘诀只有一个字，那就是"写"。

无论传播方式如何变化，我始终是一个内容生产者，与用户之间是通过内容联系在一起的，只有内容足够优质，才能累积势能，吸引更多的用户。

如果我能坚持每天更新内容，我就战胜了 80% 的对手。除了坚持"日更"，我还坚持"原创"。至今为止，我已经创作了1000 多篇文章。通过三年的学习和实践，我从一个自媒体"小白"成长为一个自媒体"熟手"。凭借一己之力，我能够娴熟地完成从选题、搜集资料、写作、编排到发布的所有操作。

"非虚构写作"进入中国不过十多年，这是一种兼具真实性和文学性的写作手法。上写作课时，老师也讲过，首先要了解自己的喜好，因为只有真正喜欢，你才会去观察和研究，只有喜欢，你才会有持续分享的热情。

新冠大流行三年来，我感觉自己比上大学时还要用功。有人问我："累吗？"我说："不累，做自己感兴趣的事，一定不会觉得累。"

当然，勤奋努力只是基本条件，要想写得好，选择的方向必须正确。

美国西北大学教授王大顺对选择方向做了深入研究，这个过程分为两个步骤。首先是"探索期"，然后是"深耕期"。

在探索期，应该在几年内尝试各种题材和风格，最好尝试一些此前没人做过的、具有实验性的东西。一旦找到一个最适合自己最有前途的方向，就进入为期数年的深耕期，专注于这个方向的发展。

我的非虚构写作探索了三种题材：科普类（第一人称）、商业财经类（第三人称）、传记类（第一人称）。哪种题材和写法会受欢迎？我无法预知，只能耐心地等待市场的反馈。只有知道了受欢迎的方向，我才能进入接下来的"深耕期"，才有可能给我带来"连续成功"的结果。

王大顺说，那些一生都在漂泊、毫无定性的人是不太可能成功的，那些一辈子只专攻一个小领域的人也不太可能成功。最可能成功的是那些经历了几年"探索期"，再接着经历几年"深耕期"的人。

人们在统计科学家发表论文的数据、时间点之后发现，他们的事业高峰与那段时期是否频繁发表论文没有正相关的关系，但科学家一定要坚持发表论文。从写作的角度来说，也是同样的道理，要想产出"突破性作品"，写作是不能停的。

"突破性作品"发表后，就会产生"马太效应"，首次成功会带来更多的成功。突破性作品就是"爆款"，十年寒窗无人问，一旦"爆款"天下闻。

然而，"爆款"又是从何而来的呢？

王大顺团队通过统计 3480 位艺术家、6233 位导演、20 400 位科学家的"突破性作品"面世时间点的数据，发现最好的作品出现的时间是随机的，但一旦出现，个人突破性作品出现的时间便有规律可循。

他们发现，一个人的两个巅峰作品大概有 50% 的概率可能连续发生，而不是纯粹的偶然出现。相同地，一个人第二和第三好的作品，还有他们第一和第三好的作品，都更有可能在相近的时间发生。

这个规律适用于各个领域，因此必须趁热打铁，珍惜创作高峰期。通常情况下，这种高峰期只出现一次，不同的职业持续时间也各不相同，艺术家为 5.7 年，导演为 5.2 年，科学家仅为 3.7 年。

王大顺团队发现，巅峰期是普遍存在的，对于 91% 的艺术家、82% 的导演、90% 的科学家而言，至少经历过一次巅峰期。巅峰期通常是独一无二的，在拥有巅峰期的从业者中，64% 的艺术家、80% 的导演、68% 的科学家只有一次巅峰期。职业生涯中拥有不少于两次巅峰期是非常少见的，尤其对导演而言，只有 2% 的比例。

尽管从业者在巅峰期的作品质量明显高于其平均水平，但其产量并没有明显增加，也就是说在这一阶段，其个人创造力而不是生产率发生了内在变化。

我平时还在坚持跑步，锻炼身体，为迎接日后可能到来的创作高峰期做好体能准备。如果高峰期来了，而你整天病恹恹的，机会就会溜走。

我期待高峰期的到来。为此，我应该加倍努力地投入科普写作中，要比人生的任何一个阶段都勤奋。我写的每一本书都是一张彩票，每一张彩票都可能中奖，关键在于我要努力像约翰·芬恩在实验室做实验那样，从 70 岁写到 85 岁。

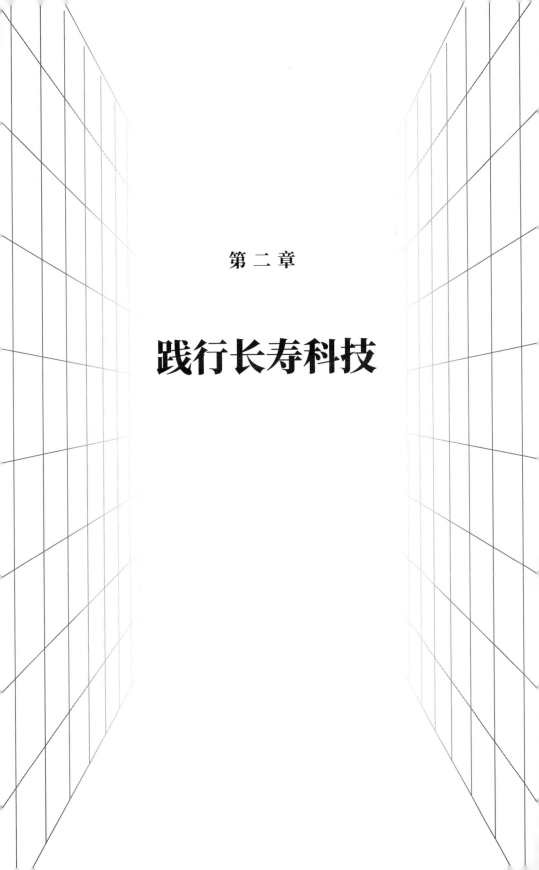

第 二 章

践行长寿科技

第一节　我与长寿科技

2020 年的跨年夜，我是在云南石屏度过的。

几天后，我回到北京，正赶上新冠疫情暴发，随后，哪儿也不能去，只能在家待着，这一待就是三年。我们一家三口，在家里各忙各的，相安无事，过了一年，又是一年。

2023 年的跨年夜，我们一家三口依旧待在家里。屋里的暖气很足，虽然是冬天，但在家里穿一件衬衫就足够了，不需要太厚的衣服。如果是在中午，阳光透过大大的玻璃窗射进客厅，会覆盖客厅的一半，暖洋洋的。每当这个时候，穿衬衫甚至有点儿热，有时需要换成短袖 T 恤。

不知不觉到了晚上，妻子打开电视，换到北京卫视，她要看北京新工体举办的跨年演唱会；女儿则捧着一台平板电脑，在看 B 站 ① 的跨年演唱会；而我，躺在一张榆木躺椅上，翻阅

---

① 哔哩哔哩网站于 2009 年 6 月 26 日创建，是中国年轻一代的标志性品牌及领先的视频社区，被网友们亲切地称为"B 站"。

一本厚厚的历史书。这就是我们一家三口 2023 年的跨年夜。

我出生于 1953 年，过了 2023 年的跨年夜，就意味着我正式跨入了 70 岁，进入"人生七十古来稀"的阶段。我的生命在延长，比上一代人，甚至上上一代人都要长。而长寿的人生中将会充满变迁，如何应对这些变迁，成了一个不可回避的问题。

我是谁？

我是一名 14 岁高中生的父亲；我是一位中年女性的丈夫；我是一名马拉松跑者；我是一个从事大健康科普写作的作家；我还是"让爸妈扛衰老"公众号的博主；我是……

我正如饥似渴地学习长寿科技的知识。学习如何让自己的生命更有质量，而不是等到 80 岁时，失能失智，浑身插满各种管子，劳累家人整天伺候我。人生经历过太多之后，起点早已不重要。重要的是我要去往哪里，哪里将会是我的下一站，于是，我遇到了长寿科技。

在有些人看来，健康寿命就如同人生的其他事情一样，只要有了金钱就会有健康寿命。我是一个普通人，对于物质生活没有太大的奢望，家常便饭就足以让我满足。在我看来，喝茅台酒不如喝燕京啤酒，在米其林餐厅就餐不如吃一个肉夹馍。

虽然满足我的基本生活需要钱，但不需要太多。除了物质生活，我更看重家庭、友谊、心理、健康以及幸福感。哈佛大学积极心理学教授泰勒·本-沙哈尔在《幸福的要素》一书中提出一个幸福五要素模型，他认为幸福的五要素是精神、身体、心智、关系和情绪。这五个要素都是金钱买不来的，它们都需要我们认真学习并努力经营。

人应该从什么时候开始养老？是从开始领退休金的那天起，还是从身体失能的那天起？

我问86岁的张顺大爷："您打算什么时候养老？"大爷回答说："跑不动的时候。"

在接触养老服务的过程中，我发现谈论养老服务的很多人都是卖保险的或者是在兜售心灵鸡汤。

有一次，我参观一个养老公寓项目时和总经理聊天，她说住在养老公寓的老人可能会漏尿，需要经常换内裤等。

我曾经在"静说日本"公众号上读过一篇介绍日本康养项目的文章，他们的做法是通过一定的训练，让卧病在床或坐轮椅生活的老人能够重新站起来。

一个人一旦躺在床上或者靠坐轮椅生活，他的健康寿命其实就画上了句号。如何延长他们的健康寿命？日本在这方面有很多创新，具有前瞻性。

例如，对于依靠鼻饲管进食的卧病在床的老年人，日本的做法是把鼻饲管改为胃管进食，解放和恢复他的呼吸系统，也不给老人使用纸尿裤。他们认为对于卧病在床的老年人来说，最刺激大脑的就是尿意，这是唯一能够迫使他起床的原始动力，要训练卧病在床的老人重新站起来。

一位93岁的老人已经卧床5年，家人都已经对她失去了信心。到了康复养老院，刚开始时，他们把这位老人从床上扶下来，使用站立辅助器具训练她站立。由两名护理人员辅助她站立逐渐减为一名。训练两个月之后，这位老人开始能够自主站立。接着给她换上训练行走的辅助器具，让她移动双腿学习行走，训练一个月。

接下来，训练她抓住墙壁上的扶手自己挪步，练习一个月。仅仅 4 个月的时间，这位长期卧病在床的老人，可以借用手杖和扶手自己闲逛养老院，也可以自己去洗手间，不需要别人帮忙，自主吃饭也十分顺利。在接下来的一个月，在护理人员的陪伴下，她开始走出养老院，去超市购物。到了第 8 个月，这位老人可以自己去超市买东西了。

丁东是我认识 40 年的老朋友，2020 年 5 月 28 日，他在"丁东小群"公众号上发布了一篇《人过七旬开公号》的文章，介绍了九位年过七旬的朋友，他们都开设了自己的公众号，并亲自管理。无论是用电脑或手机写作，还是在公众号上发布文章，对于 70 岁的人来说，都是一项需要重新学习的技能。

因为有了开公众号的目标，他们就要学习新的技能。通过学习新技能，他们的大脑更加活跃。开设公众号，还扩大了他们的社交面，建立了新的社交圈。一项新的技能满足了他们的情感和健康需求，其乐融融，这些都不是金钱能办到的。

近十几年，我经常会去日本出差以及参加马拉松比赛，接触过不少日本老年人，例如机场和海关的引导员、机场行李托运员、出租车司机、日式酒店的服务生还有和我们一起参加马拉松比赛的选手等。我从个体、微观、日常的角度去观察接触这些日本老年人，他们看起来都很健康。

日本的老龄化问题始于 1975 年，而截至 2024 年，已经走过 49 个年头，积累了丰富的经验。我观察和接触到的日本老人，在日本刚开始进入老龄化社会时还是二三十岁的年轻人。他们的上一代人积累了老龄化的经验，才使得他们到了 70 岁时要比上一代人更加健康。

日本的人均寿命为 84 岁，他们不仅寿命长，健康寿命也长。根据 2021 年 12 月 29 日日本广播协会（NHK）的报道，日本厚生劳动省 [①] 的调查显示，2019 年，日本女性的健康寿命为 75.38 岁，男性为 72.68 岁，全都刷新了纪录。与开始统计健康寿命数据的 2001 年相比，女性平均提高了 2.73 岁，男性平均提高了 3.28 岁。所谓"健康寿命"，就是指无须护理可以健康度过日常生活的寿命。日本厚生劳动省每三年一度对来自日本各地的约 20 万户家庭进行调查，并公布数据。由此看来，健康指的不只是"没生病"那么简单。

麦肯锡健康促进研究院的一篇报告指出，健康应该涵盖"身体、心理、社交、精神健康"四个维度。以四个维度的整体健康为核心，还要考虑个人以及社会环境的影响，我们总结了全面健康老龄化的六类关键需求，包括基本生存、医疗护理、文化包容、生理认知、财务支持以及社交精神需求。

不过，麦肯锡健康促进研究院的报告是宏观层面的，我要做的是微观层面的具体操作。一个非常偶然的机会，我在 B 站看到了彼得·阿提亚名为"百岁十项全能"的播客节目。他制定了活到 100 岁时要能够独立完成的 18 项任务：当你坐在地上和孩子一起玩玩具后，你要自己站起来；当你从超市买了几袋生活用品后，你要能拎着它们爬楼梯回家；你要把随身行李举起来放到机舱的行李架上，等等。为了能够在活到 100 岁时完成这 18 项任务，彼得·阿提亚开始了一项逆向工程，倒推

---

① 厚生劳动省是日本负责医疗卫生和社会保障的主要部门，主要负责日本的国民健康、医疗保险、医疗服务提供、药品和食品安全、社会保险和社会保障、劳动就业、弱势群体社会救助等职责。

我们应该在 60 岁、70 岁、80 岁和 90 岁应该完成哪些任务。他制定了如髋关节铰链训练等详细的训练计划并开始实施。

逆向工程指的是根据已经有的结果或者目标，推导和分析出具体的行动方案。

如何才能健康地活得更长久？

如果这样做将会收获怎样的变化？

逆向工程的行动方案应该符合 SMART 原则，即 S——具体的（Specific）；M——可衡量的（Measurable）；A——可实现的（Attainable）；R——相关的（Relevant）；T——有时间限制的（Time Bound）。

2023 年 4 月 5 日上午 10 点 40 分，我约了几位朋友一起去北京顺义牛栏山的一个长者社区。长者社区就是一个高端"养老院"。社区的运营经理带着我们从里到外转了一圈，参观了园林景观、房间、活动区和康复中心，社区的一面墙上写着"延长健康寿命，延缓衰老进程"。

2023 年，我的人生迈进了 70 岁的门槛，开始在自己的公众号上写关于"抗衰老"的文章。文章写多了，我就把公众号改名为"爸妈扛衰老"。原本是"爸妈抗衰老"，但是没有通过审核，于是我就把"爸妈抗衰老"改成"爸妈扛衰老"。

我在"爸妈扛衰老"公众号的简介中写道：尝试新科技，践行新理念，主动干预健康，提升健康寿命。活得久靠基因，活得好靠干预。让大众了解如何从主动干预的角度，而不是治病的角度，对自身进行健康管理，抵抗衰老，让生活有质量，让生命有尊严，让人生有意义。

长者社区有人看过我的公众号，觉得我的理念和社区的理念很相近，就邀请我来参观考察。中午，我们在社区食堂吃了午饭，体验了餐食的营养搭配，然后，我们在一间会议室里和长者社区的运营经理进行了一番交流。

我分享了通过智能手表管理老年人健康的一些心得。例如通过管理心率可以预防心脑血管疾病；管理热量消耗可以降低三高①；管理睡眠能让大脑得到充分休息。此外，抗阻力锻炼和晒太阳也可以增强骨密度。尽管我已年过七十，我的最大摄氧量水平却相当于 50 岁的人，骨密度相当于 40 岁人的水平，还拥有 20 岁人的体型。

长者社区的运营经理听了之后，十分惊讶。一起来参观的一位朋友边听边记，十分认真。

事后，这位朋友建议道："田老师可以建一个收会员费的群，分享和传授如何通过智能手表来管理健康，延长健康寿命。"

建一个群？还要收会员费？

我对这个建议的第一个反应是质疑："这靠谱吗？"

最初，我的定位是做一个硬核科普的内容创作者。我打算用一年的时间写微信公众号文章，等内容积累至一二十万字再出版一本书，开一门例如"抗衰老二十讲"的线上课程。不承想，朋友建议我做一个社群主理人，分享我的经验，传授我的方法。

建立社群的好处是可以和学员实时互动，及时答疑解惑，第一时间了解不同人的不同需求，对我将来写书和开设讲座也非常有帮助。我没有即刻同意朋友的建议，我说我得再认真

① 三高是指高血脂、高血压、高血糖的总称。

想一想。

2023 年 4 月 16 日一大早，我从家出发乘地铁 1 号线再转 2 号线到天安门广场，准备参加北京半程马拉松比赛。我跟着人流排队通过人脸识别安检后，发现距离比赛存包车关门仅剩 15 分钟，时间真的有点儿紧张。我连忙把身上的保暖衣一件一件脱下来，裹紧后放进包里，交给存包车。清晨的气温还是有点儿低的，我穿了一件皮肤风衣就往等候区方向疾走。走着走着，我看到前面穿着黑色长裤、黑色短袖的"北马大爷"——张顺。

我和大爷握了握手，说："这次北京半程马拉松我和你一起跑吧。"

没想到被大爷一口拒绝了。

大爷说："每个人的配速不一样，还是各跑各的好。"

路过厕所，大爷去上厕所，我等了一会儿也没见他出来，就独自往 C 区等候区走。大爷的北京半程马拉松参赛名额是抽签抽中的，号码是 C1113，从 C 区出发。我是通过北京半程马拉松赞助商——和睦家医院拿到的参赛名额，我的号码是 C4988，也是从 C 区出发。

我在 C 区前后走了一圈，也没有看到大爷。后来等候区的人越来越多，人挨着人，大家都在准备起跑，我也放弃了寻找大爷的念头。

温度慢慢开始升高，我把皮肤风衣脱掉塞进短裤的口袋。7 点鸣枪出发，我走过起点线时抬头看了一眼拱门上的计时钟，显示为 7 点 08 分。也就是说，我出发的时间比鸣枪时间晚了 8 分钟，在我身后的那些选手，他们出发的时间会更晚。我和身边的跑友一边聊天，一边跑，结果跑出去 2 千米才发现忘记按下智能手表的按钮。

跑到 10 千米，我看了一下路边的计时钟，1 小时 22 分 22 秒。到了 15 千米，计时钟显示：2 小时 01 分。

之前，我为了练体能爬了几次楼梯，用力过猛，导致左腿膝关节严重积液，严重影响了跑步。北京半程马拉松的最后几千米实在不好跑，都是绕来绕去的路线，再加上我左腿膝关节的问题，跑起来有点儿吃力，配速越来越慢。

终于，我跑过最后一个折返点，进入一条直道，前面是几个白色的赞助商拱门，最后一个红色的拱门就是北京半程马拉松的终点。

离终点仅剩几十米时，我发现右手边的一个人在加速，转头看了一下，是张顺大爷，我急忙摆动双臂加快步伐和大爷保持同步。在最后的几十秒钟，大爷还超过了好几位跑者，我们一同冲过了北京半程马拉松的终点线。

过了终点线，张顺大爷的呼吸匀称，丝毫没有喘粗气的状况。周围的跑友都认出了他——2022 年最后一位冲过终点的"北马大爷"，纷纷围了过来，"这是北马大爷""北马大爷来了"，拉着大爷合影留念。

张顺大爷在和跑友合影后，抽空给家里打了一个电话。我在一旁听到他在电话中说："跑完了，什么事儿都没有，放心吧。"

2022 年采访过张顺大爷的新华社北京分社记者，举着相机对着大爷一阵猛拍。

我们先领取了一个北京半程马拉松的完赛包，接着又领取了一块北京半程马拉松的双奥之城奖牌。

我对张顺大爷说："完赛包里有水和面包，先喝点水、吃点东西吧。"

但张顺大爷表示，他跑半程马拉松（21.095 千米）时，从来都不需要喝水和吃东西。

我们一起找到了 C 区的存包处，张顺大爷取回自己的包，直接往背上一挎，说他要坐公交车回家了。

我提议一起去和睦家医院服务区做个按摩，放松一下，但张顺大爷拒绝了。

新华社的记者不放心张顺大爷一个人走，提出要送他一程，也被他谢绝了。我们目送张顺大爷的背影渐渐远去。

张顺大爷的北京半程马拉松成绩为 2 小时 48 分 29 秒。

2022 年 11 月 6 日，张顺大爷在跑北京马拉松时已是 86 岁高龄。到 2023 年，他就跨入了 87 岁的门槛。87 岁的他独自参加北京半程马拉松比赛，跑完后不吃不喝，直接乘坐公交车回家。张顺大爷是中国老人健康长寿的榜样。

两天后，我收到了张顺大爷发来的一段信息："昨天（4 月 17 日）休息了一天，今天（4 月 18 日）照常出去跑步。"他还发来了几幅智能手表的截屏：早上 4 点 55 分开始跑步，跑了 2 小时 7 分，全程 15.13 千米，热量消耗 473 千卡，平均心率 125 次 / 分钟，最大摄氧量为 39 毫升 /（千克·分钟）。

对于一位 87 岁的老人来说，最大摄氧量达到 39 毫升 /（千克·分钟）是什么概念？这表明 87 岁的张顺大爷的健康状况相当于一个 60 岁的健康成年人。

2023 年 4 月 19 日，我在"爸妈扛衰老"公众号上发表了一篇题为《"北马大爷"张顺告诉你什么是真正的健康寿命》的文章。

很快，文章引起了热议。一位朋友看后表示文章写得非常好，建议趁热打铁招募学员，把长寿科技社群做起来。

第二节 彼得·阿提亚的启示

在酝酿和筹备长寿科技社群期间，我偶然看到彼得·阿提亚的英文版《超越百岁：长寿的科学与艺术》在亚马逊上市的消息。借助翻译软件，我开始阅读这本书，并在 4 月 23 日世界读书日当天专门撰文介绍了它。

我从彼得·阿提亚的《超越百岁：长寿的科学与艺术》一书中获得非常多的共鸣。尽管我生活在中国，而彼得·阿提亚在大洋彼岸的美国，但我们的目标是相同的——提前预防、主动干预、延长健康寿命。

彼得·阿提亚出生于 1973 年，比我小 20 岁。"中国第二大知识付费平台"的创始人罗振宇也是 1973 年出生的。

从视频和照片中，我看到彼得·阿提亚是一个很壮实的中年人，三角肌和胸大肌都很发达，把 T 恤衫撑得鼓鼓的。不过，岁月早已无情地攻陷了他的头顶，让他秃了头。从照片中看，他长得有点儿像埃及法老，后来了解到他确实有埃及血统。

彼得·阿提亚说，他五六岁时，性格比较暴躁，几乎每天都会把家里的东西打碎，让家人不得安宁。等他长到 13 岁，开始学习拳击，便把暴躁的脾气都发泄在沙袋上。

他说，如果当初不学拳击，可能会给家里惹出各种麻烦，还可能会坐牢。拳击不仅转移了他的注意力，消耗了他在青春期旺盛的精力，还让他开始锻炼肌肉力量。

到了 19 岁，他上了大学，获得了机械工程和数学的学术学位。当时，无论是他的高中老师还是家人，都没想到他能考上大学。拳击让他的愤怒得到了宣泄，也让他学会了如何保护自己，学会了自律和专注，这些品质对他在 19 岁从拳击转向数学学习时弥足珍贵。

他原本打算攻读航空航天的博士学位，最终却考上了斯坦福大学的医学博士。后来，他去了约翰斯·霍普金斯大学医学院，成为一名住院医生。在成为住院医生的第二年，彼得·阿提亚遇到一件让他意外的事情。由于他的数学学位背景，他在做任何事情时都想要建立模型。

他用数学模型计算出一位病人下次服药的准确时间是凌晨 4 点 30 分。他要求护士在这个时间给病人用药，但一位级别比他高的同事不同意，坚持要等到 7 点下一位护士轮班时再给病人服药。彼得·阿提亚觉得这样做是对病人的不负责，病人可能会在不受药物保护的两个小时内严重感染。等那位级别高的同事离开后，他便让护士给病人服了药。

随后，他兴冲冲地向上司汇报了情况，没想到却遭到了严厉的批评，还被威胁要解雇他。人在屋檐下，不得不低头。少年时打拳的他，现在放低自尊，向领导认错，但他内心始终不服。他认识到医学在本质上是保守的，即便想做出微小的改变也几乎是不可能的。

彼得·阿提亚忍辱负重地在这家医院工作到第五年，实在无法忍受，于是他离开了那家医院。几乎所有人都认为他疯了，因为再多忍两年他就可以顺利地从约翰斯·霍普金斯大学毕业。但是倔强的彼得·阿提亚一天也不能再忍，他决定不再忍受，现在就走。

"此处不留爷，自有留爷处。"

彼得·阿提亚来到了国际顶流管理咨询公司——麦肯锡，成为一名战略咨询师，也把家搬到了旧金山湾区的帕洛阿尔托市。10年前，他在斯坦福大学读医学博士时，就非常喜欢帕洛阿尔托。

最初，麦肯锡聘用彼得·阿提亚是想让他到医疗保健部门工作，因为他拥有医学博士学位，并且担任过多年的住院医生。然而，麦肯锡也看中了他的数学背景，把他调到了信贷风险部门。部门工作是帮助美国银行遵守一套新的规则，要求银行保持足够的保证金，用以应对意外损失。在2007年夏末，彼得·阿提亚等人意外地发现美国银行业存在着巨大的风险：未来两年，大银行在抵押贷款上的亏损，将会把过去10年的收入统统赔进去。

彼得·阿提亚真的厉害，他预测到了2008年会出现金融危机。

当他站在银行高楼层的会议室，讲述那些将给银行带来厄运的数字时，银行高管们的脸色非常难看。彼得·阿提亚说，他在银行高管们的脸上看到了"哀伤五阶段"：一开始是否认，然后愤怒，接着讨价还价，后来是消沉，最终是接受。我发现，这个"哀伤五阶段"应用的范围很广，用来描述男女出轨被抓的状态也很到位——否认、愤怒、讨价还价、消沉、接受。

研究银行业风险的工作，也让彼得·阿提亚联想到医学界对于风险的理解，那是一个巨大的盲点。他认为，当前医学界对于风险的态度更多是感性而非理性的分析。后来，彼得·阿提亚离开了麦肯锡，选择在"长寿健康"领域进行创业，创办了一家长寿应用科学的医疗机构——阿提亚医疗（Attia Medical）。

彼得·阿提亚是一个运动达人，除了从小练习拳击，他还喜欢跑步、在公开水域进行长距离游泳，游泳之后再骑自行车。他的人生目标是赢一场当地的 20 千米自行车个人赛。

很多年前的一天，一位朋友给彼得·阿提亚发来一封邮件，问他应该如何锻炼。到底是应该多做有氧运动，还是多进行力量训练。彼得·阿提亚写了一封两千多字的邮件回答朋友的问题。后来，他在这封邮件的基础上，扩写了一篇万字长文。

2017 年，他又把万字长文扩写到 3 万字。当时的出版商说草稿过于技术性，也没有把他个人对于长寿重要性的理解以及个人的经历写出来。出版商建议他应该去找一位合作者，也就是第二作者。

经过长时间的寻找，彼得·阿提亚找到了比尔·吉福德。比尔是《户外》杂志的特约编辑，曾经为很多出版物撰写关于科学、体育和健身的文章。比尔在 2015 年写过一篇关于雷帕霉素的文章，还出版过一本书——《为什么有些人不会老》。

彼得·阿提亚说，直觉告诉他比尔是最佳的合作人选。于是，他开始与比尔·吉福德合作，共同撰写一本有关长寿的书。

美国《户外》杂志出过不少非虚构作家，包括《进入空气稀薄地带》和《荒野生存》的作者乔恩·克拉考尔，《天生就会跑》的作者克里斯托弗·麦克杜格尔等。

在非虚构写作领域，许多杰出作品都出自第二作者之手。例如，约翰·瑞迪所著《运动改造大脑》的第二作者埃里克·哈格曼，以及《备胎》的第二作者 J.R. 莫林格。

经过百般努力，彼得·阿提亚和比尔·吉福德合作的新书《超越百岁：长寿的科学与艺术》的英文版于 2023 年 3 月 28 日由企鹅兰登书屋出版。新书上市仅 6 个月，全球销量就达到 100 万册，位列《纽约时报》畅销书榜首。

彼得·阿提亚在麦肯锡平台上担任过几年咨询师，这不仅让他在 2008 年金融危机爆发前就预测到银行业的风险，还赋予了他独特的问题观察视角。在《超越百岁：长寿的科学与艺术》一书中，他从 2000 多年的医学史视角提出了迈向医学 3.0 时代的理念。

在彼得·阿提亚看来，之前的医学史存在两个完全不同的时代，而现在，我们正处于第三个时代的门口。

医学 1.0 时代以希波克拉底为代表，他去世后这一时代仍持续了将近两千年。希波克拉底出生于公元前 460 年，他把医学从巫术和宗教中分离出来，摆脱了迷信的禁锢，他认为人的疾病是由自然引起而非神的作用。这标志着医学朝着正确的方向迈进了巨大的一步。在希波克拉底之前，对于疾病的诊断往往不是来自观察，而是猜测。希波克拉底注意到疾病与人所处的环境和生活方式有关。

19 世纪中期，伴随着"细菌论"的提出，医学 2.0 开始诞生。细菌论的发现最终令人们发现了抗生素。从医学 1.0 时代迈向 2.0 时代是一个漫长而血腥的过程，其间遭遇过当权者多次的顽强抵抗。

非常值得一提的是匈牙利产科医生塞梅尔魏斯·伊格纳兹。他在医院里发现了一个十分诡异的现象——许多产妇在分娩后都会染上一种致命的疾病，这让他深感不安和内疚，决定寻求产妇死亡的真相。

最终，塞梅尔魏斯发现产妇患上"产褥热"可能与他的产科同事们在解剖尸体后未洗手就去产科接生有关。塞梅尔魏斯由此推测，是医生将某种东西带到产妇的身上，从而使她们患病。于是，他就在产科病区制定了严格的洗手制度，要求所有参与接生的人员必须在接生之前使用次氯酸钙溶液把手洗干净。

洗手制度推行 4 个月后，"产褥热"的死亡率从 18.3% 的最高点降至 1.9%。洗手制度推行的第二年，产科病区的"产褥热"死亡创下连续两个月为零的纪录。

1861 年，塞梅尔魏斯出版了《产褥热的病因、概念与预防》一书。然而，他的理论并不被同行重视，甚至还受到排挤、质疑和刁难。1865 年，塞梅尔魏斯精神失常，被送进维也纳的一家神经病医院，两周后去世，年仅 47 岁。

塞梅尔魏斯去世后不久，细菌致病论被提出。2022 年 1 月，一部为纪念塞梅尔魏斯伟大贡献的戏剧在英国首演，至今已经演出数十场。

1620 年，弗朗西斯·培根首次阐明了现在众所周知的科学方法，为科学方法奠定了基础。但直到青霉素的出现才彻底改变了医学 2.0 的游戏规则。

1940 年 8 月，《柳叶刀》杂志发表了科学家弗洛里和钱恩共同署名的论文《作为化学疗法的青霉素》。此后，青霉素开始被制成药物，其效力和毒性远超人类所知的任何抗生素。1945 年，弗莱明、弗洛里和钱恩共同获得了 1945 年诺贝尔生理学与医学奖。

离开医学界之后，彼得·阿提亚开始意识到医学 2.0 主要针对急性疾病的治疗，但是对于那些发现自己得了癌症的病人来说，医生的介入总是为时已晚。他思考是否有可能让医生在病人未得病之前就提供帮助即在问题显现之前就进行预防，类似在暴风雨来临前修补好房顶上的漏洞？

在彼得·阿提亚看来，慢性病和银行的风险管理相似，最初都是微不足道的小问题，但时间久了，小问题积累多了，最后就可能会变成一场灾难。例如，动脉粥样硬化患者在心脏病发作时才去医院看病，但导致这一疾病的小因素早在几十年前就已经存在。

通过对慢性病治疗的反思，彼得·阿提亚根据慢性病的病程特点以及慢性病缓慢的发展过程提出了医学 3.0 的理念。他提出要从患病早期开始防止癌症的发生和扩散，避免心脏病的首次发作，并尽早开始预防阿尔茨海默病。总的来说，医学 3.0 旨在彻底改变传统的预防和检测战略，是医学 2.0 的一次革命性进步。

医学 3.0 正处在一个强调"个性化"和"精准"治疗的时代。在这个时代，治疗方案应该是按需制定的，因为没有两个病人的情况是完全一样的。一个对张三有效的治疗方法，用到李四身上，可能毫无效果。然而，人们对于个性化和精准治疗的期望远远超出当前技术所能实现的水平。这有点儿像"自动驾驶"汽车，在技术还没有出现时，人们已经有了超前的想法。

长期以来，空腹血糖监测都是静态的、滞后的，一般每个人每年只做一次。当有了动态血糖监测（CGM）技术后，现在可以实现实时和动态监测，使医生可以了解病人的代谢状况并提出饮食调整建议，病人也可以根据血糖监测数据自行调整饮食结构。

据 2022 年 11 月 18 日发布的《糖尿病大数据报告》，国际糖尿病联盟（IDF）统计显示，2021 年全球成年糖尿病患者人数达 5.37 亿人，其中，中国成人糖尿病患者人数有 1.41 亿人。动态血糖监测技术的发展将为中国 1.41 亿的糖尿病人带来新的福祉。

2023 年 2 月，我看到一则报道：苹果公司最新研发的技术将实现无创且连续的血糖监测。这项技术通过特定波长的激光发射到皮下，再把包含葡萄糖浓度信息的光谱反射回硅光子芯片，并且利用算法测定病人的血糖水平。如果这一设想实现，其创新性无异于人类登上月球。

尽管技术很重要，但在彼得·阿提亚看来，医学 3.0 与技术的关系不是很大，它更多是思维方式的进化，需要在观念上进行革命性的改变。

医学 3.0 强调预防而非治疗，医学 2.0 关注的是如何在暴雨后排水，而医学 3.0 要求我们研究气象学，建造更坚固的房子或准备一艘坚固的船。

在 2007 年 1 月 11 日召开的国家中医药工作会议上，时任副总理吴仪从历史和时代发展的战略高度提出"要加强中医'治未病'工作"。2012 年 12 月，国家中医药管理局发布了《中医医院"治未病"科建设与管理指南》，要求全国二级以上中医院设立"治未病科"。

《人民日报》2023 年 12 月 1 日第 16 版发表的《发挥好中医治未病优势》指出："治未病理念包含未病先防和既病防变两个方面，强调通过预防保健，防止疾病的发生、发展与传变。中医药在治未病方面具有独特优势，包括食疗、膏方、针灸、推拿、拔罐、穴位敷贴等手段。据统计，我国 98% 以上的三级公立中医医院和 89% 以上的二级公立中医医院都设置了'治未病科'。中医医院综合服务能力的稳步提升，彰显了中医药治未病的特色优势，满足了人民群众多层次多样化的健康需求。"

关于"治未病"，刘力红教授在《思考中医》一书中说：《内经》里反复强调"上工治未病"，未病是什么？未病是没病吗？没病你去治它，这不成了没事找事。未病不是没病，也不是预防医学。未病就是尚未成形的病，是处在酝酿阶段的病，是处在"气"这个阶段的病。这个时候你去治它，那真是不费吹灰之力，小菜一碟。可是一旦等到它成形成为肿块，成为器质性的病，就是已病，已经成形的病。这个时候就病来如山倒，病去如抽丝了。所以，上工他从来不治这个已经成形的病，治这个病的就不叫上工。治这个病你再厉害，上工也会看你的笑话，说你这是："渴而穿井，斗而铸锥，不亦晚乎！"

刘力红还说，近十年来"治未病"成为一个自上而下都在谈论的话题，而且实施的力度也非常大。从国家层面，要求二级以上的中医院都必须设立治未病科室，并有专项经费支持。从管理的角度，治未病科室设置在中医院具有一定的合理性，但是若将治未病的内涵也放在医院落实，那么就与治未病的初衷背道而驰了。

显然，医院是治疗已病的场所，未病的群体不会到医院去，因此，将治未病中心设置在医院，从根本上是矛盾的，也是我们没有真正弄清楚治未病的明证。所谓治未病，就是在日常生活中管理好情绪、饮食、起居、德行，调适好寒温，这些方面都管理好了或者说治好了，那么一切疾病发生的因也就得到了杜绝，没有了疾病发生的因，当然也就不会结出疾病的果。

医学 3.0 注重每一个个体。与医学 2.0 不同，医学 3.0 一视同仁，把临床试验的平均结果应用到个体身上。问题在于，没有一个病人严格属于"平均"，往往那些个体都是不同的、独特的。

医学 3.0 的出发点是老老实实评估和接受风险。提前预知各种风险。任何事情都是在风险和收益中进行平衡的，"两害相权取其轻，两利相权取其重。"

医学 3.0 关注健康寿命，即生命质量。医学 2.0 则是想方设法不让病人立刻死亡。在彼得·阿提亚学医的那个年代是没有"健康寿命"这个概念的，医学院的教授也没有提起过帮助病人在年老时保持身体机能和认知能力。无论是在医学院上课，还是在医院实习，他从未听到有人说"如何运动"。医生自己也往往要连续工作 24 小时，完全忽略睡眠。对于营养学，他在医学院也只学了个皮毛。

彼得·阿提亚发现，现行的医疗保健体系与"健康寿命"是相悖的。如果一位医生告诉病人如何改变饮食结构，如何监测自己的血糖，防止得 2 型糖尿病，这样做固然很好，但是保险公司不会给这位医生支付费用。反之，如果病人被确诊为糖尿病，保险公司就会为病人支付费用。

如果一位病人去参加训练，增加肌肉力量，提高骨密度，提升自己抵抗损伤的能力，没有人会给他报销费用。如果他由于肌肉无力与骨质疏松摔倒了，并且摔坏了髋关节，保险公司会为他的手术以及物理治疗买单。

现行医疗保健体系中，人们愿意在"治疗"上花钱，却没有人愿意为"预防"掏腰包。

在医学 2.0 时代，每个人都像是泰坦尼克号上的乘客，被动地随船前行，哪怕泰坦尼克号撞上冰山，我们也毫无办法，只能同归于尽，葬身海底。

然而，医学 3.0 时代为我们带来了全新的视角。在这个时代，我们不再是泰坦尼克上的乘客，而是自己人生航程的船长。医学 3.0 要求我们见多识广，要确定一个目标，掌握一定的医学知识、运动知识与科技知识以应对旅途中的各种风险，勇于走出舒适区，主动掌握自己的命运，而不是仅仅被动参与。

彼得·阿提亚在这本书中描述了医学 3.0 给我们带来的美好前景：当你到了 55~65 岁时，你会比 45 岁时更加健康，仿佛使用了保鲜膜，将健康和认知的敏锐状态保持到七八十岁，甚至看上去也要比实际年龄年轻一二十岁。你会有更多的时间和家人相伴，追求自己的爱好，到处旅行观光，做自己认为有意义的工作。

关键在于如何实现这一目标。彼得·阿提亚在书中第二部分详细讨论每一种慢性病的发病机理，包括疾病的起始、维持以及如何延迟和阻断疾病的发作。

虽然死亡是不可避免的，但认知能力的下降、身体机能的弱化以及情绪健康的受损是可以逆转的。并不是每个人在八九十岁去世前都必须经历这些低谷。

我自己是充分相信这一点的，因为我写过很多八九十岁老人通过持续运动保持健康的案例。

在医学 2.0 时代，主要有两种治疗手段：手术和药物治疗。而在医学 3.0 时代，战术涵盖五大领域，即运动、营养、睡眠、情绪健康、药物和补充剂的使用。

运动不仅包括力量训练还有稳定性、有氧效率和最大摄氧量训练。彼得·阿提亚把运动放到首位。他认为，运动是长寿武器库中最有效的长寿药。营养的关键在于摄入的热量和个人的最佳饮食模式，而不仅仅是食物的种类。睡眠不足会引发很多负面后果，要对睡眠进行有效的干预和管理。情绪健康同样重要，舒缓情绪、释放压力，让自己保持快乐，才能活得更健康、更长久。

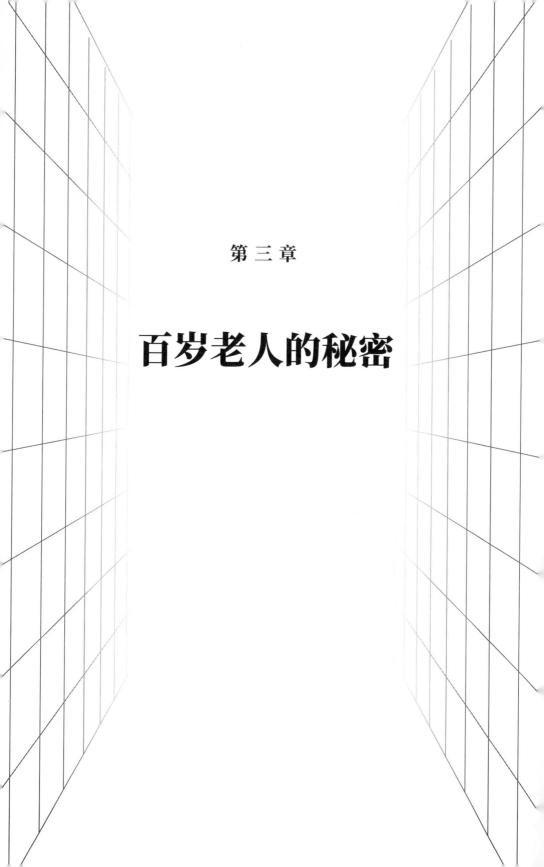

第 三 章

百岁老人的秘密

第一节　105 岁创造世界纪录

2021 年 11 月，在路易斯安那州长者奥林匹克运动会上，105 岁的朱莉娅·霍金斯站在田径场的跑道上，等待着发令枪的鸣响。

她个子不高，满头白发，右耳上别着一朵红色的小花。看得出来，这位 105 岁的老太太很爱美。她上身穿一件红色的耐克短袖 T 恤，胸前印着大大的"USA"，T 恤上别着号码布"4635"；下身穿黑色紧身裤，脚上穿的是一双蓝色新百伦跑鞋。

阳光洒在她的身上，在地上投射出她的影子。她环顾四周，独自站在田径场的跑道上，看起来有点儿孤单。但活到 105 岁还能站在起跑线上，她已经是人生大赢家。

这条路，她只能一个人走。

她记得上一次站在起跑线上是在 2019 年 6 月 18 日的新墨西哥州长者奥林匹克运动会。

她参加了女子组 50 米跑和 100 米跑两个项目并分别获得两块冠军奖牌，她还打破了 100~104 岁女子 50 米跑的世界纪录。一时间，她受到各种媒体的追捧，媒体也称她为"飓风奶奶"。《体育画报》《纽约时报》《泰晤士报》《华盛顿邮报》以及哥伦比亚广播公司等知名媒体和电视台都先后对她进行采访。

这已经不是她第一次打破世界纪录了。在 101 岁时，她以 39 秒 62 的成绩打破了 100~104 岁年龄组女子 100 米跑的世界纪录。然而，两年后，在密歇根州长者奥林匹克运动会上，这个世界纪录被一位刚刚满 100 岁的戴安·贝雷德曼用 36 秒 77 的成绩打破。

戴安·贝雷德曼来自美国俄亥俄州，有几十年的跑龄。为了提升跑步成绩，她专门聘请了跑步教练。教练为她制定了包括跑步、骑行、无氧训练等全方位的练习计划。在教练的指导下，经过 5 年的综合性训练，她的体能和精力已远远超过同龄人。

2017 年，她 96 岁时曾打破女子 100 米的年龄组国家纪录。2019 年，她又刷新了女子 400 米年龄组国家纪录，并将成绩提前了 1 分钟。

在一档媒体节目中，戴安·贝雷德曼和朱莉娅·霍金斯进行了一次时空对话。朱莉娅多少有点儿不服气。她说，戴安有教练的帮助，而她则是独自奔跑。朱莉娅心想："我一定要把世界纪录重新夺回来。"

等了一年，朱莉娅在 105 岁时进入仅有她一个人报名参赛的 105 岁以上年龄组。当她站在 100 米跑比赛的起跑线上，周围没有对手。无论成绩如何，世界纪录都会在她的脚下产生。她要战胜的不是别人，而是自己。

其实，对于她来说，比赛中战胜自己只是"小菜一碟"。

朱莉娅·霍金斯出生于 1916 年，在美国路易斯安那州的庞查图拉城长大。1938 年从路易斯安那州立大学毕业。退休之前，她是路易斯安那州当地一所高中的老师。年轻时，她热衷于打高尔夫，但那时并未涉足跑步。

75 岁时，她才开始练习骑自行车并参加了长者自行车比赛。比赛让她体验了运动带来的快乐，也赢得了亲朋好友的赞赏，还获得了不少奖牌。后来，她患上了心脏病，并接受了心脏搭桥手术。

在她 99 岁那一年，一次骑车意外摔倒，导致她肘部脱臼，从此无法再骑自行车。但她不愿闲下来，于是决定去做各种活动，拒绝只是坐在沙发上。她开始打理院子里的花草树木并保持每天阅读，定期外出拜访朋友。她一直很注重饮食，坚持健康饮食，吃很多蔬菜和水果，从不抽烟、喝酒，保持良好的身材。这种生活方式让她每天都感觉很充实，保持了健康，并收获了很多乐趣。

当她在院子里摆弄那些花草树木时，屋子里的电话会突然响起，她就赶紧小跑着回到屋里接听，担心打电话的人误以为家里没人而挂掉。久而久之，她发现自己跑步接电话的速度越来越快了，并且从未感到疲惫。

她心想，既然不能再骑自行车，那就干脆跑步吧。

朱莉娅育有四个孩子，两个儿子、两个女儿。她让儿子帮她在院子里开辟了一条 100 米左右的道路，此后，就开始在自己家的院子里跑步，有时也会和其他人一起跑步。

有一次，她在电视上看到美国很多地方都在举行长者奥林匹克运动会，包括 50 米跑、100 米跑、200 米跑、400 米跑等项目。到了 100 岁的时候，她决定要去参加长者奥林匹克运动会的 100 米跑。通过一年的努力，到 101 岁时，她以 39 秒 62 的成绩创造了 100~104 岁年龄组女子 100 米世界纪录。

2016 年，她 100 岁的时候，在女儿玛格丽特的帮助下，她出版了一本书，书中讲述了她的人生故事和对生命的态度。

眼下，她站在田径场跑道的起点线上，将要创造 105 岁的世界纪录。

"砰！"裁判员手中的发令枪响起。她迈开双腿，摆动双臂，向着终点跑去。最终，她以 1 分 02 秒 95 的成绩创造了这个项目的世界纪录。

在终点，她的两位学生，一位七十多岁，一位八十多岁，正等着为她欢呼，给她加油。

在终点接受采访时，哥伦比亚广播公司的记者问她累不累。

"不累。"

"今后还要跑吗？"

"当然，要一直跑下去。"

第二节　冲绳的百岁老人

2009 年夏天，华盛顿大学的路易杰·冯塔纳教授前往冲绳访问一些有百岁老人居住的村庄。

陪同他的是克雷格·威尔科克斯教授，他是冲绳国际大学的人类学家。克雷格教授还有一个双胞胎兄弟，叫布拉德利·威尔科克斯。布拉德利是夏威夷大学的老年病专家和夸基尼抗衰老研究所的主任，两兄弟研究百岁老人已经有二十多年了。

冲绳位于中国南海和太平洋之间，史称琉球，曾是中国的藩属国，后来被日本吞并。冲绳距离上海、宁波和温州大约700千米。

据2006年的人口普查数据，冲绳每10万人中有54.4位百岁老人。全岛共有650位百岁老人，这一比例是其他发达国家的4~5倍。

路易杰教授来到百岁老人的家里，了解他们的生活和饮食习惯。老人们说，他们每顿饭的第一道菜通常是用豆腐和海带做成的味噌汤，然后吃自家种植的绿叶蔬菜，如卷心菜、洋葱、苦瓜，还有如红萝卜、南瓜等橙黄色的根茎类蔬菜。

路易杰教授问老人们，冲绳四周都是海，他们会不会经常吃鱼。老人们回答说，不会。他们每周最多吃一次或者两次鱼。他们获得蛋白质的主要来源是豆子和豆制品，如豆腐。猪肉对他们来说是比较奢侈的菜肴，一年到头也吃不了几次。

说起甜品，老人们说，他们会泡上一壶茉莉花茶，然后配上当地的应季水果。

二战时，冲绳岛战役爆发，战役持续82天，从1945年4月上旬开始至6月中旬结束。美军死亡20 195人，受伤55 162人，日本死亡77 166~110 000人，被俘7000多人。战役结束后，美军占领冲绳岛至1972年。冲绳岛上建有多座美军大型军事基地，美国士兵带来的西化食物极大地影响了冲绳居民的生活方式。冲绳人的平均身体质量指数（BMI）从 21 涨到 24。与此同时，冲绳人患心血管疾病和癌症的死亡率也开始增加。

路易杰教授还观察到，这些百岁老人大多数时间都会在户外散步或是在农田里劳作。他们非常喜欢欣欣向荣的菜园和花园，每天都会多次前往自家花园，照顾那些花花草草。

路易杰教授访问了一位 95 岁的老妇人。老人独自生活，她的房子后面就是一片打理得非常好的田园，她在那里种了各种自己喜欢吃的蔬菜。再远一点儿的地方是种着菠萝、芒果和木瓜的果园，鸟儿在那里欢乐地飞翔、唱歌。

路易杰教授注意到，很多冲绳老人不仅跳舞，还练习武术，如空手道、武士道等耗费很多体能的运动。

路易杰教授还发现，在冲绳，几乎每家每户都设有一个小型祭坛，用于日常的祷告和祭奠祖先等。祷告对缓解内心的压力和抚慰心灵非常有帮助。他们普遍心态平静乐观，生活轻松。他们认为不用过度担心，一切都会好起来的。

冲绳百岁老人研究计划始于 1975 年，由佐佐木诚博士主导。他们已经研究了 1000 多位百岁老人，探索健康衰老的遗传和环境生活方式因素，是世界上持续时间最长的百岁老人研究。

研究成果《冲绳的生活之道》一书于 2001 年出版，并成为《纽约时报》的畅销书。书中描述的冲绳百岁老人拥有干净的动脉和较低的胆固醇；他们患癌症的风险低，尤其是乳腺癌和前列腺癌的风险要比北美的人低 80%；他们的骨骼强壮、髋部骨折的风险比北美人低 50%；他们身材匀称而健康，精神也非常矍铄。

冲绳老人健康长寿的秘诀可以归为"平衡"二字，这正是冲绳的生活之道。

1. 吃饭只吃"八分饱"

研究冲绳人吃什么固然重要，但研究他们怎么吃更重要。研究者发现，他们从不吃得很饱，而是在吃到"八分饱"的时候就停止进食。"八分饱"的背后蕴含着热量限制的科学道理。在"八分饱"的饮食习惯下，他们摄入的热量和消耗掉的热量接近平衡，甚至经常出现净负值，这说明身体脂肪会大量燃烧。

热量限制是指在不导致营养不良和缺乏必要营养的情况下，摄入较少的卡路里[①]。热量限制会触发人体的很多生物效应，研究人员发现，那些通过吃"八分饱"而实现热量限制的人患某种疾病如心血管疾病和糖尿病的风险较低。日均摄入热量限制在1800大卡[②]的人，心脏功能和15~20岁的年轻人相当。

冲绳老人食用的碳水化合物主要是红薯而不是面包。红薯的卡路里密度低、纤维素含量高，富含维生素 A、维生素 C、维生素 B、锰以及花青素等抗氧化剂。

2. 农活、散步和运动

冲绳老人没有"退休"这种观念，在冲绳人的语言中也没

---

① 卡路里是一种热量单位，约等于 4.186 焦耳。
② 1 大卡 = 1000 卡路里，约等于 4186 焦耳。

有这个词。他们一生都在做自己一直在做的事情，如果有农田，就会一直耕作。他们还喜欢在户外散步，定期跳舞，练习空手道和武士道。这些活动一方面会消耗身体的多余热量，另一方面也会让他们的身体充满活力，释放出更多的多巴胺和内啡肽等令人愉悦的物质。

如果一个老人停止做自己喜欢并且能带来成就感的事情，他的身体可能很快就会走下坡路。

冲绳老人的热量限制和运动相结合，促进了新陈代谢，可以防止骨质疏松、肌肉萎缩和有氧能力下降，其效果远超只进行热量限制或运动的单一干预措施。

3. 社交、聚会不能少

冲绳老人生活的社区都很紧密，他们互相认识。他们经常参与名为"moai"的社交团体聚会。通常，女性一边喝着茉莉花茶聊着天，一边享用水果当作甜点；男性可能会抽烟、喝酒，这可能是男性寿命不如女性长的原因之一。无论如何，他们都喜欢经常聚在一起。

尽管冲绳是日本最贫穷的地方之一，但冲绳的居民更加健康，因此成为全日本医疗费用最低的地方。冲绳人社交活跃，通过社交接触更多的人，使人更快乐、更健康。

充满活力的身体和乐观的心灵也提升了冲绳老人的生活满意度，减少了医疗费用的支出。

4. 乐观向上有目标

世界卫生组织关于健康老龄化的概念有几个重要的特征，这些特征在冲绳百岁老人的身上都可以见到。

路易杰教授遇到的百岁老人一般都很乐观，对生活持顺其自然、无忧无虑的态度。他们的生活很有"目标感"。一位 102 岁的老人，他的"目标感"来自两头获奖的公牛——他每天都会去看它们，照顾它们。其他百岁老人的"目标感"有的是家庭，也有的是信仰。

第三节　三分天注定，七分靠"韧性"

在研究长寿问题的过程中，彼得·阿提亚遇到了一个棘手的问题，那就是证据。医学 2.0 时代有一个强大的工具——人类随机临床试验，这些试验也是医学的金标准。但是，这些金标准存在一定的局限性。例如，实验的时间跨度过短，通常从 6 个月到五六年不等。尽管这对于疫苗或者用来降低胆固醇的药物试验来说可能足够了，但其对某一特定效果的影响如何还有待长期观察。

百岁老人的情况远比疫苗和降低胆固醇药物复杂。即便研究时间跨越五六年，也不能说明什么。因为这些疾病的发展需要几十年的时间。除了药理学，还涉及运动、营养、睡眠、情绪等因素。

当然，最好的方法是能从全世界找出 10 万名婴儿，将他们随机分配到 4~5 个可以干预的措施之中，然后跟踪他们一生，然而，这样的研究充满了不确定性，时间跨度极大，很难有人能够从项目开始一直跟踪到项目结束。如果做实验时他只有20岁，那么他需要活到120岁才能完成项目。

即便完成了这项百年试验，对于我们这些生活在当下的人来说，结果也是远水不解近渴，缺乏即时价值。因此，彼得·阿提亚认为，最好的方法是寻找我们能够得到的五个方面的数据，把它们作为制定战略的基础。

他提出要从纯粹证据支持的医疗转变为通过证据获取信息、调整风险的精准医疗。

这五个方面的数据包括：

（1）百岁老人研究数据。百岁老人比普通人的寿命延长了二三十年，他们成功抵抗和延缓了许多导致死亡的疾病。那么，这些百岁老人有没有共同的基因使其长寿呢？普通人能不能模仿他们的某种行为呢？当然，百岁老人的数据并不是从产房到太平间的跨越100年的试验性数据，而是观察数据。尽管其中的因果关系难以推断，但是这些数据仍然非常具有参考价值。

（2）动物"模型"的寿命数据。对实验室的小鼠进行测试要比对人类进行测试更为容易。小鼠的寿命只有两三年，而且它全天候处于可控环境中，便于进行干预研究。当然，很多在小鼠身上试验成功的数据，到了人身上是失败的。如果某种特定的干预措施能够延长多个物种的寿命和健康寿命，就不能掉以轻心，需要认真对待。

（3）慢性病的研究数据。包括心脑血管疾病、癌症、阿尔茨海默病、2型糖尿病和代谢功能障碍等。从患病到病情继续发展，从助长疾病的风险到先进的治疗方式，我们需要对慢性病进行全方位、多维度的了解。

（4）孟德尔随机化数据读取。在百岁老人难以实现随机实验的状况下，可以采取孟德尔随机化的数据读取方式，有助于梳理疾病风险和实际情况之间的因果关系。彼得·阿提亚提出，在缺乏随机临床试验的情况下，可以从概率和风险的角度来思考问题，即根据我们已知的情况，寻找最有可能带来高于平均水平回报的战术，华尔街称这种方法为"阿尔法"。如同制定投资战略，我们可以排除那些影响健康寿命的因素，通过改变生活方式实现长寿的"阿尔法"目标。

（5）长寿基因的影响。随着年龄的增长，基因对长寿的影响越来越大，如果家族中有百岁老人，个人的长寿概率会显著增加。

根据 2021 年美国百岁老人的数据：美国人口约为 3.3 亿人，百岁老人不足 10 万人，占总人口的 0.03% 左右，大约每 3333 个美国人中有一位百岁老人。截至 2023 年 9 月 23 日，日本的百岁老人人数为 92 139 人，即每 1270 人中就有一位百岁老人，百岁老人率居全球第一位。2020 年中国第 6 次人口普查数据显示，我国的百岁老人人数为 11.9 万人。

全世界能够活到 110 岁的超级百岁老人大约有 300 位，成为超级百岁老人要比成为亿万富翁的难度大 9 倍。

2023 年，美国前国务卿基辛格在 100 岁时去世了。2023 年 7 月，他还来中国出了趟差。应该说他是工作到 100 岁才去世的，非常值得我们向他致敬！

有人分析基辛格的长寿秘诀：熬夜、吃炸猪排、不运动以及每天工作 15 小时。其实那都是表面，不算科学。基辛格的母亲活到 97 岁，父亲活到 95 岁，弟弟活到 96 岁。家里人的平均寿命为 96 岁，基辛格能活到 100 岁，还是家族长寿基因的优势。

我就没有基辛格那么幸运了。我的父亲活到 60 岁，母亲活到 91 岁，父母加起来的平均寿命是 75.5 岁，与基辛格家族的平均寿命相比差了 20 岁。必须承认，我没有基辛格家族的长寿基因，但我追求延长健康寿命，每一天都要活得健康，活得开心，活得对别人有价值，不给家人和社会添麻烦。

我们绝大多数人都没办法拥有百岁老人的基因，那么，我们是不是就没必要研究这些百岁老人呢？

答案是否定的。

彼得·阿提亚认为百岁老人通过基因获得的好处，我们普通人也有可能通过其他行为和方式获得类似的效果。我们没有百岁老人的基因，但这不代表我们不能模仿他们的基因表达。基因虽然不能改变，但是不同的环境和行为可以影响基因表达。

全球多个大型百岁老人研究的数据分析表明，百岁老人并不是不会得病，而是他们得病的时间要比普通人晚几十年，而不是仅仅晚三五年。波士顿大学的专家对新英格兰的百岁老人进行了研究。他们发现，当普通人活到 72 岁时，约有 20% 的人被诊断出患有某种癌症。而在百岁老人中，同样是 20% 的人被诊断出得了癌症，但他们患病的年龄大约要到 100 岁，比普通人延后 30 年。普通人到了 75 岁时，约有 25% 的人被诊断出得了心血管疾病。而在百岁老人中，同样的患病率要到 92 岁时才会到达，也比普通人晚了将近 20 年。再如，百岁老人骨质疏松的发病时间也要比普通人晚 16 年。

此外，百岁老人即使得了病，也特别能抵抗疾病，死于这种病的时间也比较晚。百岁老人并不总是病恹恹的，他们的总体健康状况都非常好，认知能力和完成日常生活任务的能力也都很好。

女性百岁老人的数量是男性百岁老人的 4 倍。原因在于男性比女性更容易从中年就开始中风和患上心脏病。心脏病和中风仿佛专门挑中老年男性下手，这一点需要大家提高警惕。

有趣的是，百岁老人中男性的身材通常保持得比较好。彼得·阿提亚认为，这可能与男性有更多的肌肉有关。如此看来，中老年男性保持身材可能有利于长寿。

百岁老人的基因使他们的寿命和健康寿命显著延长了二三十年。他们在 60 岁时，心血管的健康程度像 35 岁的人。到了 85 岁时，他们的健康程度像 60 岁的人，比实际年龄整整小了一代。彼得·阿提亚认为，医学 3.0 的目标是帮助普通人模仿百岁老人的效果，在没有慢性疾病的状况下活得更久。即使到了生命的最后阶段，病态的时间也会更短。

百岁老人是无意中通过基因和好运气实现长寿的。普通人要实现这种结果，必须刻意努力。虽然我们没有办法选择父母或者兄弟姐妹，但是我们可以通过分析百岁老人的生活方式和习惯，逆向还原他们的表现及其效果。

为什么人类没有进化出更有利于长寿的基因呢？原因在于进化关心的不是一代人活多久，而是整个人类能否不断繁衍。因此人类的寿命更取决于生育和繁衍后代的能力。

在《超越百岁：长寿的科学与艺术》一书中，彼得·阿提亚以自己的秃顶为例来说明自然选择的道理。他年轻时留着一头秀发是为了吸引异性，即所谓的"求偶"，如同孔雀羽毛的功能。然而，到了五十多岁，自然选择就不再关心你是否还有一头秀发。尽管他已经秃头了，但这与长寿没有太大关系，彼得·阿提亚觉得自己在这方面还是挺幸运的。

自然选择并不在乎你到了中年是否秃头，也不在乎你到了老年是否会患上阿尔茨海默病，因为它们并不影响生育和繁衍后代。

包括百岁老人在内，我们绝大多数人从出生时就携带了有害基因。但有一种理论认为，百岁老人长寿是由于他们还携带了其他基因，这些基因在预防和延缓心血管疾病和癌症过程中发挥了重要作用，同时还能帮助他们避免遭受有害基因的伤害，这种基因被称为"APOE"。

由于"APOE"基因对阿尔茨海默病有影响，彼得·阿提亚建议有需要的人要去做一次"APOE"基因检测。

研究人员发现了两个与胆固醇相关的基因，即 CETP 和 APOC3，它们也与长寿有关。遗传学研究表明，不是单个基因或者几十个基因，而是数百甚至数千个基因参与了百岁老人的长寿，每个基因做出的贡献虽然都是微小的，但积累起来像蜜蜂建筑蜂窝一样，共同作用。

由此看来，在遗传层面，长寿并没有一蹴而就的灵丹妙药。长寿是通过采取相对较少的干预措施，并通过这些措施的累积效应，使我们像百岁老人一样活得更长、活得更好。我们需要把微小的、渐进的改变累积起来，才能赢得长寿的大奖。

　　在百岁老人的研究中，还发现了另外一种可能的长寿基因"FOXO3"，它属于转录因子家族。转录因子负责调节其他基因的表达，决定是激活还是抑制。当"FOXO3"被激活时，它能够激活促进细胞健康的基因，可能在防止细胞癌变方面发挥重要作用。基因表达对于长寿的贡献仍是一个未解之谜。

　　我们的基因早已注定，不能改变。但在不久的将来，我们可能在基因表达方面有所作为。例如，2007年的一项研究发现，老年人在定期参加运动计划6个月后，其基因表达模式转向了更加年轻的模式。

　　彼得·阿提亚认为，百岁老人的秘密可以用一个关键词来描述，那就是"韧性"。在同龄人相继病逝后几十年里，他们能够抵抗和避免心血管病和癌症，能够保持理想的代谢健康，同时还能抵抗认知和身体的衰退。

　　我们长寿与否，三分天注定，七分靠"韧性"。

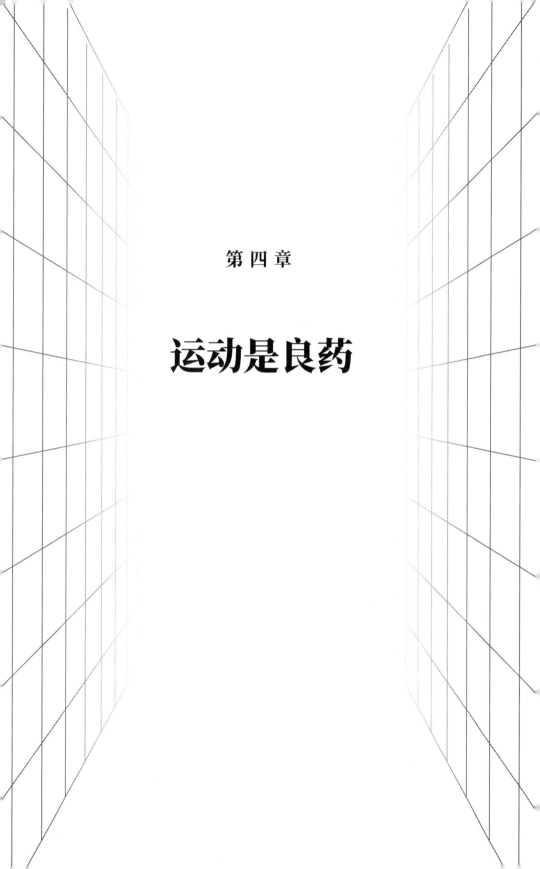

第 四 章

运动是良药

第一节　智能手表管理健康

周一是休息日，周二是训练日。

清晨 6 点，我被闹钟叫醒。洗漱完毕，我喝了几口水，穿上背心和短裤，准备出门。6 点 18 分，我站在小区门口的马路上，按下智能手表的启动按钮，开始跑步。

周二的训练计划是轻松跑 8 千米，配速控制在 7 分钟 / 千米至 6 分 40 秒 / 千米之间，心率控制在 140~150 次 / 分钟，这个计划是易居马拉松俱乐部的教练金玲玲发给我们的。在我报名参加训练营时，金教练在微信中问道："你参加夏训的目的是什么？"

我说："能够顺利完赛今年秋天的北京马拉松。"

1989 年出生的金教练是一位个子不高、身材消瘦的女生，她获得过 2010 年香港马拉松（全程）比赛的第二名和 2013 年东营马拉松（全程）比赛第一名，成绩为 2 小时 38 分 52 秒。2015 年，她获得国际级运动健将称号。她根据所有学员参加夏训的目的，将学员分成五个小组，并为每个小组设立了一个群，以便进行一对一的针对性辅导。

五个小组的名称分别是：250（2 小时 50 分完赛）、300（3 小时完赛）、330（3 小时 30 分完赛）、400（4 小时完赛）、完赛组（没有特定的成绩要求）。金教练鼓励我们说，越是目标成绩好的小组，提升空间越是有限，而完赛组的提升空间最大。

我绕着小区跑圈，每圈大概是 1.2 千米。起跑的时候太阳已经升得很高了，气温达到 25℃，有点儿热。小区周边跑步的人不少，我跑完 8 千米用时 54 分 11 秒。

训练结束后，我做了几组简单的拉伸动作，包括压腿和弓箭步；然后回家洗澡，做早餐。我的早餐是两杯云南农垦出品的挂耳式咖啡。我在咖啡中加了少量牛奶，但是没加糖，煮了两个荷包蛋，烤了一片全麦面包，并吃了一根香蕉。

吃完早餐，我把早上训练的数据从智能手表传到手机应用软件上，并在应用软件上截图，然后把截图发到小组的群里。

没过一会儿，金教练就提醒我要把训练时的心率曲线图发给她。我看了一下自己的心率曲线图，发现跑前 2 千米时心率比较低，接下来的 4 千米心率开始上升，跑到最后 2 千米心率飙升至 170 次 / 分钟。这使得此次 8 千米跑步的平均心率是 155 次 / 分钟。

看了我的心率曲线图，金教练及时给了反馈，指出我可能是起跑时速度稍快，导致后面心率有点儿高。她建议我在下一次跑步时，前 2 千米可以把速度放慢一点儿。

夏训班的二十多位学员被分成五组，分散在不同的地点和时间进行训练，这对教练进行远程管理和一对一辅导是很有挑战性的。如果在没有移动互联网和可穿戴设备的时代，这是无法做到的。

周日夏训班开营的那天，我观察到所有学员的手腕上都戴着一只智能手表（可穿戴设备）。这让我意识到，在中国，经常使用可穿戴设备的人群有可能是数以百万计的大众跑者。这些大众跑者每天都要进行训练，管理自己的跑步，包括距离、配速、心率、步频、步幅、最大摄氧量、成绩、纪录等，并对数据进行比对分析。没有可穿戴设备，大众跑者自己是无法取得这些数据的。

过去，只有专业运动员才有可能通过专业的设备和专业人员取得相关数据，并且这些数据也只能在某种环境下才能测量到。而可穿戴设备最大的特点就是它的普惠性——价格便宜、容易操作，每个普通的大众跑者都可以使用，并且可以实时获取数据，精确记录下大众跑者的每分每秒。

如今，一个大众跑者通过可穿戴设备获取的数据要比几十年前专业运动员所能获取的数据准确多了，再加上一个靠谱的教练，大众跑者提升成绩就变得容易多了。

参加夏训的所有学员都是分散训练的，他们居住在北京的不同地方，在不同的公司工作，不可能像专业运动员那样集中进行统一训练。不过，没有关系，有了可穿戴设备的数据支持，教练可以远程分析每一个学员的数据，进行一对一的辅导，提出学员在下一次训练中需要改进的意见和方法。

根据教练的分析，我也看了可穿戴设备记录的心率曲线图。我的心率曲线图可以分成三个阶段。第一阶段：1 千米～

2千米，属于热身阶段，身体刚开始启动，通常需要跑2千米后，身体才从冷状态进入热身状态；第二阶段：3千米~6千米，属于平稳阶段，心率为140~150次/分钟；第三阶段：7千米~8千米，心率开始陡升，配速相应变慢。

教练采取的一对一辅导方法其实就是质量管理上的PDCA循环法，即计划（Plan）—执行（Do）—检查（Check）—行动（Action）。

首先，训练计划需要非常细致且具有实操性。例如，周二的训练计划是轻松跑8千米，配速控制在7分钟/千米至6分40秒/千米，心率控制在140~150次/分钟。如果训练计划不够细致，那就成为鸡汤而不是计划了。训练计划几乎都是有针对性的，根据目的或者问题制定，不存在一个适合所有人的通用计划。

其次，执行就是落地能力。必须不折不扣地执行训练计划，在训练过程中，要切实控制心率和配速的平衡，绝不能偏颇。否则训练效果就会大打折扣。如果新手难以掌握心率和配速的平衡，应以心率优先，确保心率控制在适当区间。如果做不到就改成走，一定要确保心率区间的执行。

再次，教练要对学员上传的数据进行检查（可穿戴设备通过算法自动实时进行），这需要教练具有丰富的经验，清楚地了解各种数据的逻辑关系。这需要个人不断学习和实践，不是仅仅戴上智能手表就能掌握的。

最后，训练需要不断改进。学员要根据教练的反馈进行改进，每次都要针对前一次训练中存在的问题调整目标，不断进步，最终达成目标。

如果把可穿戴设备比作"兵器",那么教练就好比"功夫"。没有"功夫"在身,仅有"兵器"是远远不够的。教练的作用就如同一个平台,依靠其丰富且海量的综合能力处理各种问题。

我看过一位心血管内科医生开的"运动处方"。基本运动量:中等强度体力活动(如力所能及的快步走),每周不少于5天,每天30分钟。如果年轻人倾向于进行高强度体力活动(如跑步),每天基本运动的时间可缩短至15分钟,每周至少5天做有氧运动。

健康问题是一个非常个性化的事情,脱离可穿戴设备通过算法呈现的个人化数据,是无法给出运动健康建议的。心血管医生提出的运动处方其实就是一通泛泛之谈,看上去很正确,但丝毫不能解决问题。

我从2017年就开始戴智能手表,配合手机应用软件一起使用,应用软件上有我近几年来所有的跑步数据和健康数据。几年来,我通过对可穿戴设备的了解以及对自己数据的分析也积累了不少个性化的经验。例如,室外温度高、睡眠不好和力量训练都会使得第二天跑步时的心率升高。

周三的训练计划是有氧跑10千米~12千米,配速为6分50秒/千米至6分30秒/千米,心率要求控制在145~160次/分钟。

根据金教练的计划,再加上我自己的经验,在执行的过程中我进行了改进,取得了比周二训练时更好的效果。

下面就是我周三训练时的PDCA数据。

计划(Plan):有氧跑10千米,配速6分50秒/千米至6分30秒/千米,心率145~160次/分钟。

执行（Do）：有氧跑 10 千米，配速 6 分 39 秒 / 千米，心率 139 次 / 分钟。

检查（Check）：与计划进行比对，比计划要求的最低配速快了 11 秒，心率也降低到 139 次 / 分钟。

行动（Action）：前一天晚上 9 点 45 分上床，周三早上 5 点 15 分起床，5 点 31 分起跑，温度 22 度，比周二低了 3 度。另外，周三还注意了呼吸，加大了吐气和吸气的力度，步频也从周二的 175 次 / 分钟提升至 177 次 / 分钟。

训练结束后，我把应用软件上的数据截图发给金教练。金教练说："大家完成得很好。"

第二节　运动处方

36 岁的某一天，彼得·阿提亚突然意识到，他有可能会死于心脏病。为什么会这样？

原因是他 5 岁那年，他年仅 46 岁的伯父，也就是他父亲的哥哥因突发心脏病去世。他的一位叔叔在 42 岁时死于心脏病发作，另一位叔叔活到 69 岁，但最后也是因心脏病去世。他的父亲比较幸运，在 60 多岁时突发心肌梗死，送到医院后，医生在他父亲的冠状动脉上安装了一个支架，2023 年时他已经 85 岁了。

彼得·阿提亚一直感觉自己的心脏很强壮，他可以游泳横渡 33 千米的卡特琳娜海峡，也可以连续工作 14 个多小时。他的家族心脏病史让他有点儿不放心，于是他在医院做了心脏计算机断层扫描。

万万没想到，CT（Computed Tomography）扫描的结果让他十分震惊。他的钙化指标是"6"，而心脏健康的同龄人是"0"。冠状动脉钙化是晚期动脉粥样硬化的标志，钙化得分是预测未来有没有风险的指标。年仅 36 岁的彼得·阿提亚动脉的老化程度就像 55 岁的人。

他的腰围有 101.6 厘米，皮带下面是常年积累的内脏脂肪。另外，他的新陈代谢功能也存在一定的障碍，他被确诊为胰岛素抵抗。这次体检对阿提亚的影响很大。

我们知道心脏是人体中的一个奇妙的器官，是一块不知疲倦的肌肉。一天当中，当我们在活动（尤其是运动）时，心脏就会跳得非常快；到了睡觉的时候，心脏又会跳得很慢。心脏跳动的快与慢都不是我们的意志可以决定的。在活动时快，在睡觉时慢，这是心率的变异性。

我们身上的动脉、静脉和毛细血管组成了一个巨大的网络，如果把它们首尾连接，会有多长？据说，能够环绕地球两圈。另外，每个人的毛细血管也是不一样的，即便到了老年，只要通过长期"锻炼"，老年人的毛细血管还会生长。

CT 扫描检查的结果让彼得·阿提亚深感不安。医生建议他什么也不要做，只需继续观察，彼得·阿提亚心里却想着要改变这个状况。

在美国，包括癌症在内的所有致命病症中，心脏病排名第一位。死于心脏病的女性甚至是死于乳腺癌的 10 倍。

心脏病在中国是怎样的情况呢？

根据 2022 年 6 月 23 日在北京发布的权威性报告《中国心血管健康与疾病报告 2021》，中国 2019 年农村和城市的病患中，心血管疾病患者分别占全部死亡患者的 46.74% 和 44.26%。每 5 例死亡病例中就有 2 例死于心血管疾病。

据统计，2023 年我国心血管疾病患者的人数约为 3.4 亿人，其中脑卒中有 1300 万人，冠心病有 1139 万人，心衰有 890 万人，肺源性心脏病有 500 万人，房颤有 487 万人，风湿性心脏病有 250 万人，先天性心脏病有 200 万人，下肢动脉疾病有 4530 万人，高血压有 2.45 亿人。

尽管心脏病是导致患者死亡的主要成因，非常凶险。不过，作为医学博士的阿提亚医生很清楚，从预防的角度来说，不同于癌症，预防心脏病要比预防癌症更具有可操作性，也更为容易。

在这种想法的驱使下，彼得·阿提亚一个猛子扎进动脉粥样硬化领域，在其中探索了好多年，在众多世界知名心脏病理学和脂质研究专家的帮助下，他发现了一个令人瞠目结舌的真相。

胆固醇是生命不可或缺的东西，人类身体中大约 20% 的胆固醇来自肝脏，肝脏既是储存胆固醇的仓库，也参与运送胆固醇到需要的地方并通过血液循环将其收回的运输。

胆固醇属于脂肪家族，不溶于水，它没办法像葡萄糖一样溶解在血液中，只能在血液循环中流动。胆固醇必须以"脂蛋白"（一种微小球形颗粒）为载体，脂蛋白如同一辆无人驾驶的物流车，把胆固醇送往身体各处。脂蛋白的外部是蛋白质，内部是脂肪。蛋白质成为可以在血浆中穿梭的物流车，车上装的是不溶于水的"货物"，包括胆固醇、甘油三酯、磷脂和维生素等。

高密度脂蛋白携带的蛋白质多于脂肪，密度更大；低密度脂蛋白携带的脂肪更多。此外，这些脂蛋白之间经常会发生"串货"的现象。

每个脂蛋白颗粒都被一个或者多个载脂蛋白的大分子所包裹，载脂蛋白为颗粒提供了结构稳定性和重要的可溶性。高密度脂蛋白包裹在载脂蛋白 A（apoA）的分子中，低密度脂蛋白包裹在载脂蛋白 B（apoB）中。低密度脂蛋白不是动脉粥样硬化的唯一原因，其他几种同样携带 apoB 特征的脂蛋白也可能导致这种后果。

长期以来，我深受关于心脏病理念的影响——我们平常吃的食物中的胆固醇会引起心脏病。因此，我认为我们要少吃或者不吃胆固醇高的食物。例如，吃一颗鸡蛋没问题，吃两颗甚至三颗鸡蛋就会有问题，需要把鸡蛋里的蛋黄剥出来，因为鸡蛋黄的胆固醇高。我还发现，和我保持同样观念的人有很多。

几年前，一位朋友给我推荐了彼得·阿提亚医生的演讲视频，看了视频我才了解到，人通过食物获取的胆固醇只有 15% 会被身体吸收和利用，剩余的 85% 都会被排出体外。我们血液循环中的绝大多数胆固醇实际上是由细胞产生的。

为什么长期以来人们会认为食物中的胆固醇会导致心脏病呢？很久之前，研究人员是在兔子身上进行胆固醇和动脉粥样硬化的基础实验的，兔子有一种独特的能力，可以把食物中吸收的胆固醇转移到血液中并由此形成动脉粥样硬化斑块，这对我们造成了误导，我们以为人类也能吸收食物中的胆固醇。

《美国居民膳食指南》由美国卫生与大众服务部、美国农业部联合发布，每 5 年更新一次，适用于所有 2 岁以上的人群。从 1977 年以来，《美国居民膳食指南》一贯倡导每人每日的胆固醇摄入量不应超过 300 毫克。2016 年 1 月 7 日，《2015—2020 年美国居民膳食指南》正式发布，去除了胆固醇摄入量的限制。尽管含胆固醇高的食物（如蛋黄、动物内脏等）一直被认为是引发心血管疾病的风险因素之一，但多年来的科学研究并没有发现两者之间存在明确的因果关系。医学研究也表明血液中的胆固醇含量远比之前的理解要复杂得多。

真没想到，医学研究也如此不靠谱，足足误导大众 38 年，直到现在很多人还误以为多吃鸡蛋会得心脏病。

彼得·阿提亚还提醒道：年纪大的人容易得心脏病的说法也是不靠谱的。表面上看，人生下半场得心脏病的风险在升高。其实，心脏病的潜伏期早在青春期的后期就开始了。得心脏病的风险在人的一生中是不断累加的。

在平常的体检化验中，动脉粥样硬化的风险很难被检测出来。如果用 CT 扫描来检测冠状动脉，可能只能查看到钙沉积的情况。如果做 CT 血管造影，就有可能识别出钙化之前的非钙化或"软"斑块。随着斑块的扩张，它可能会侵入管腔，造成管腔狭窄，从 CT 血管造影中能够看到这种"狭窄"。在这一过程中的某一点上，斑块开始钙化，以通过稳定斑块来保护动脉，是身体试图修复损伤的一种形式。

如果斑块不稳定、侵蚀甚至破裂，那么受损的斑块最终会形成血栓。血栓会使管腔狭窄并最终造成堵塞，或血栓脱落导致心脏病发作或者中风。通常，大多数动脉粥样硬化斑块都是静悄悄生长的。直到某一天，由于斑块或者斑块引起的血栓发生堵塞，才会暴发严重的问题。

虽然 36 岁的彼得·阿提亚意识到自己可能会有心血管疾病问题，CT 扫描的钙积分也很高，但医生并没有对他施加任何治疗手段，因为他的血液检查都没有太大问题，LDL–C（低密度脂蛋白胆固醇）略高于正常水平，甘油三酯偏高，但也没有什么大不了的。其实，这些数字隐藏着导致动脉粥样硬化的 apoB 浓度已经很高了，只是没有人去检测他的 apoB 而已。

越来越多的证据表明，apoB 比简单的 LDL–C 更能预测心血管疾病。现在，彼得·阿提亚要求他的病人都要定期去做 apoB 的检测。他也建议我们这些阅读《超越百岁：长寿的科学与艺术》一书的读者，在下次年度体检时，一定要求医生给我们做 apoB 的检测。

我取出自己近年来的体检报告，包括 2023 年 9 月 27 日的体检报告。我发现体检报告的数据只有 CHPL（总胆固醇）、HDLc（高密度脂蛋白胆固醇）和 LDLc，我从来就没有检测过 apoB，也从没有医生提醒我要做 apoB 检测。总之，我们一定要牢牢记住 apoB 是个惹麻烦的颗粒，要采取强硬手段尽早干预，尽可能降低 apoB 水平。

还有一个我们很少听说的脂蛋白，叫作 Lp（a）。它恶贯满盈，造成心脏骤停的凶手非它莫属。当一种普通的低密度脂蛋白颗粒与另外一种更为罕见的蛋白质——脂蛋白（a）融合时，就会形成 Lp（a）。早发性心脏病都与 Lp（a）升高有关，如果家族成员中有早发性心脏病发作史，那一定要去做 Lp（a）检测。Lp（a）与遗传有关，无论怎么运动和改变饮食都无济于事，每个人一生只做一次 Lp（a）检测就可以。

2021 年，美国心脏协会发布的一项科学声明指出，Lp（a）

升高是动脉粥样硬化性心血管病独立且有因果关系的风险因素。Lp（a）主要通过促进动脉粥样硬化、促进血栓形成和促进炎症过程增加心血管疾病风险，其 70%~90% 由基因决定，饮食和运动等因素对其影响较小。

中国的研究人员发现，Lp（a）水平不仅是中国年轻人群发生冠心病的独立危险因素，也与年轻人群冠心病患者的冠状动脉病变严重程度相关。建议所有有缺血性卒中病史的人、有早发性心脏病家族史的成年人以及 Lp（a）水平升高的青少年，至少测量一次 Lp（a）水平。

我打算明年体检的时候，不仅要做 apoB 的检测，还要把 Lp（a）的检测也做了。

心血管病既凶险又狡猾，那么我们应该怎么办？

彼得·阿提亚向我们分享了他自己的做法。第一步，改变自己的饮食结构，降低甘油三酯。他本身是一名医生，根据自己的临床经验，30%~50% 的人在摄入饱和脂肪之后，apoB 水平急剧升高。他建议病人多摄入单不饱和脂肪，例如特级初榨橄榄油、坚果、鳄梨等。第二步，药物干预。对于改变饮食习惯还不能降低 apoB 的人，就需要进行药物干预。目前，在这方面的预防选择有很多，他汀类药物就是控制血脂最为常用的药物。当然，不是每个人都适合他汀类药物，大约会有 5% 的病人出现如肌肉酸痛的副作用，还有一小部分病人会出现葡萄糖稳态紊乱的状况。

心血管疾病在相当长的时间内是不会对人造成危害的，动脉粥样硬化会以某种形式陪伴我们一生。那么，什么时候进行干预最好呢？大多数医生认为太早干预属于"过度医疗"，益处不大。彼得·阿提亚却不这样看，他认为如果想降低心血管疾病造成的死亡率，就要在现在处于三四十岁的人身上进行预防。

他就是从 36 岁做了 CT 扫描之后，开始预防心血管疾病的。十几年过去了，现在彼得·阿提亚已经 50 岁，他感觉自己要比 36 岁时好多了，他的那些可能会引发心脏病的风险指标要比以往低了很多。他已经不再像 36 岁时那样，担心自己会死于心脏病。

市面上的他汀类药物有 7 种，彼得·阿提亚建议用"瑞舒伐他汀"。不能耐受他汀类药物的人，可以使用"贝派地酸"。他还介绍了一种叫作"依折麦布"的药物。

彼得·阿提亚用亲身经历告诉我们，如果想要减少心血管疾病造成的死亡，就要在现在处于三四十岁的人身上进行预防。预防其他的疾病，同样要提前一二十年。

什么是"运动"？运动的公认定义：为了保持身体健康或变得强壮而自愿进行的身体活动。不过，运动并不是人类进化出来的一种本能，在某种程度上说，"运动"这件事情是反人性的。我们的祖先为了获得足够的食物，狩猎、采集、农耕，每天都需要进行数小时的身体活动，他们不需要额外的运动。

到了工业化时代，人们的身体活动越来越少，于是，运动这个概念被提出。人们也发现，经常锻炼的人不仅寿命长，他们的生活状态也非常好，健康寿命也更长。不过，阿提亚也注意到，77% 的美国人并不进行锻炼。

中国有多少人不锻炼呢？根据 2022 年 3 月发布的《关于构建更高水平的全民健身公共服务体系的意见》要求，到 2025 年，更高水平的全民健身公共服务体系基本建立，人均体育场地面积达到 2.6 平方米，经常参加体育锻炼人数比例将达到 38.5%。

然而，现代社会没有成功地教会人们应该如何进行运动，应该采用怎样的标准来衡量运动。2023 年 1 月 25 日，《运动处方专家共识（2023）》发布。现在，中国的医生要给大家开"运动处方"了。

不过，新的问题来了。开"运动处方"的医生，他们自己锻炼吗？他们开出来的"运动处方"的颗粒度如何，能够像我参加的马拉松训练营夏训计划那么细致吗？开"运动处方"的医生，他们能够像自己精通药物或者手术那样，精通运动吗？

如果他们不精通运动，那么，他们开出来的处方，充其量只是一碗鸡汤。

彼得·阿提亚说他和医学院的同学一样，对于运动这件事情几乎是一无所知，他们根本就开不好"运动处方"。此外，他也批评了美国政府的身体活动指南建议，"活跃的成年人"每周至少进行五次 30 分钟的"中等强度有氧运动"（或总共 150 分钟），这将针对"所有主要肌肉群"辅以两天的力量训练。指南的颗粒度太粗，太模糊。如果医生对癌症治疗如此模糊，是无法让患者接受的。

中国的《运动处方专家共识（2023）》也是很模糊的：老年人（≥ 65 岁）久坐少动者的体力活动量应达到世界卫生组织的推荐量（每周 150~300 分钟中等强度有氧运动，每周 2 次抗阻练习）。我认为应当循序渐进地增加运动量，动则有益。鼓励老年人参加包括有氧运动、抗阻训练、平衡能力（预防跌倒）和柔韧性练习的综合运动，每周至少 2 次并将其融入生活。

有氧运动要低起点、慢进阶、少变化，在主观意愿和客观能力耐受的前提下循序渐进。抗阻训练很重要，可防止肌力快速下降。肌少症人群应加强肌肉力量和肌肉耐力练习。

中老年健康是一件极具个性化的事情，没有一个通用秘方，必须每人一个解决方案，每人配一个健康助理，"可穿戴设备＋长寿服务人工智能"将会成为最好的个人健康助理。

对预防心脏病而言，运动的本质是什么呢？运动的本质是提升心肺功能，即提升呼吸、循环系统供氧及骨骼肌利用氧气的能力。

那么心肺功能应该通过什么指标来衡量呢？这个指标就是最大摄氧量（VO_2max）。最大摄氧量是一个人心肺功能（有氧能力）的指标，是指一个人在进行身体活动时把大气中的氧气输送到细胞中的综合能力，它能反映一个人的身体健康水平。

最大摄氧量中，V 是体积，O_2 是氧气，max 是最大，指人体在运动中每分钟能摄入氧气的最大体积，单位为毫升 /（千克·分钟）。

据称，最大摄氧量的概念是在 100 多年前提出来的。最大摄氧量有一些评估测试和计算方法。例如，杰克·丹尼尔斯在其所著的《丹尼尔斯经典跑步训练法》一书中，提供了一个根据跑者的跑步成绩来推算最大摄氧量的方法，计算出跑者近似的最大摄氧量数值 VDOT（也被译为"跑力值"）。

然而，在一二十年前，测试最大摄氧量需要在实验室进行。测试过程相对复杂，普通人没有机会进行测试。最近几年，国内不少医院开始做"运动心肺功能检测"，费用在 400元至 500 元，可以测试包括最大摄氧量在内的多个项目。

我最初了解到最大摄氧量这个概念是在 2014 年 9 月。当时，我读了《丹尼尔斯经典跑步训练法》。在该书的第 3 章"关注自己的体能"中，杰克·丹尼尔斯说："最大摄氧量一直被看作最重要的耐力指标。"

杰克·丹尼尔斯出生于 1933 年 4 月，已经 90 岁了。他是美国威斯康星大学麦迪逊分校运动生理学博士，曾在瑞典皇家中央体操学院学习运动科学，师从著名运动科学家佩尔·奥拉夫·奥斯特兰。杰克·丹尼尔斯被《跑步世界》誉为"世界上最棒的跑步教练"。

在 2014 年苹果智能手表没有问世之前，我只知道最大摄氧量的概念，它基本上和我的日常生活与身体健康无关，原因在于当年测试一次最大摄氧量太麻烦了，需要专门的测试仪器，测试者还需要戴上面具，且检测所需的费用不低，不可能进行 24 小时持续全年的实时测试。

2017 年，我有了一块智能手表，每次跑步锻炼或者比赛后，手表都能自动显示我的最大摄氧量。从此，我便开始关注和管理自己的最大摄氧量。

现在，智能手表基本上都有检测最大摄氧量的功能，购买和佩戴智能手表的人也越来越多。据统计，2022 年智能手表的全球出货量达到 1.5 亿，全球智能手表保有量达到 6.6 亿，数亿人都在使用智能手表。于是，关于最大摄氧量的大数据分析也应运而生。

2020 年 6 月，梅奥诊所研究认为通过智能手表检测的最大摄氧量，能非常准确地反映人的寿命。研究人员在对 59 000 名 40~69 岁的实验参与者进行比较分析后发现，最大摄氧量较高的人会更长寿，而最大摄氧量偏低的人，寿命则普遍低于预期寿命。

无论一个人进行什么方式的锻炼，最终的衡量指标都是最大摄氧量。如果你进行的锻炼能够提升最大摄氧量，那就说明你进行的锻炼是十分有效果的，反之亦然。

由此可见，最大摄氧量也是一个人的抗衰老指标。一位老年人的最大摄氧量的数字越大，他不仅可能会更长寿，健康寿命也有可能会更长。

前不久，张顺大爷给我发来了他智能手表上的数据截图。我看了一下，他的最低心率是 36 次 / 分钟，最高心率是 126 次 / 分钟，最大摄氧量为 42 毫升 /（千克·分钟）。

周三早上，我在 10 千米有氧跑训练结束后，看了一下智能手表上显示的最大摄氧量数据是 40 毫升 /（千克·分钟）。

我把自己和张顺大爷的最大摄氧量数据与佳明手表发布的最大摄氧量的相关数据进行比对［男性 70~79 岁，42.1（极好）、36.7（很好）、32.3（好）、29.4（普通）、<29.4（差）］：张顺大爷的数据相当于 70~79 岁人中最大摄氧量极好的，而我处于 70~79 岁人中最大摄氧量极好与很好之间。

令人遗憾的是，虽然跑步人群开始关注最大摄氧量，但社会大众普遍对最大摄氧量缺乏认知。最大摄氧量、可穿戴设备与社会大众的日常生活和健康，还远远没有形成必然的联系。社会大众对于最大摄氧量还是陌生的，没有认知的。

我参加过不少中老年人的聚会，佩戴可穿戴设备的人并不普遍，佩戴的人也不了解最大摄氧量与健康的相关性。我还见到一个单位的领导，他说自己戴了一款华为最新发布的运动手表。我问他，"最大摄氧量是多少？"他在手机上操作了一会儿，不知道从哪里才能找到这个数据。

有了可穿戴设备之后，一二十年前高大上的最大摄氧量检测开始进入寻常百姓家。尤其是智能手环的出现，极大地降低了成本，更容易让普通中老年人接受。

目前，可穿戴设备的最大摄氧量的计算，都源于科技公司基于心率和运动速度之间的关联（如跑步、步行、骑行等）的算法。越经常使用可穿戴设备，计算出来的数据就越可靠。

当天是训练日，教练安排了 14 千米有氧跑。跑完后，我看了一下手表，平均心率为 133 次 / 分钟，平均步频 181 次 / 分钟，平均配速为 6 分 33 秒 / 千米，最开心的是我的最大摄氧量值已经从 40 毫升 /（千克·分钟）提升到了 43 毫升 /（千克·分钟），智能手表提示：根据您的性别和年龄，您的最大摄氧量处于最高值的前 10%。

运动使身体开始分泌多巴胺，让人一整天都能保持好心情。

第 五 章

躲过心脏病

第一节　同一种病，两种结局

2023 年 2 月的一天，心血管疾病专家胡大一大夫在海南胡大一心脏中心的诊室接待了一位患者。这是一位 68 岁的男性，文艺工作者。

患者自述，早在 2009 年，他被查出胆固醇与低密度脂蛋白胆固醇明显增高。不过，他在运动时并无不适，血压也正常，没有糖尿病，既不抽烟，也不饮酒。

进一步做了冠状动脉 CT 检查后发现，前降支与右冠状动脉分别狭窄 70% 和 80%。于是，他前往北京的一家医院做进一步检查，而医生未对病情进行评估，只根据血管狭窄程度，在造影后给他安装了两个支架。

2016 年冬天，他在海南三亚过冬时，在某医院体检，医生再次根据血管狭窄程度给他安装了两个支架。

从 2009 年到 2016 年，在 7 年的时间里，患者被医生安装了 4 个支架。患者见到胡大一大夫时最想问的问题：会不会再次安装支架？

患者还说，他一直坚持每天服用 20 mg 阿托伐他汀，但他的低密度脂蛋白胆固醇仍处于 3.31 mmol/L 的水平。

胡大一大夫问："安装支架后，你的低密度脂蛋白胆固醇应该降至什么水平？"患者表示不知道，也从未有医生指导他进行心脏康复，他原以为安装支架后就万事大吉，并不知道还需要用一定的时间做心脏康复。

几年前，这位患者为了降低再次安装支架的风险，来到海南一家康养机构进行"康养"。在短短两年的时间里，先后花费近 200 万元。

胡大一大夫吃惊地问："花了这么多钱，到底是如何进行康养的？"

患者说："一个干细胞治疗疗程的费用是 1 万元；一个牛樟芝加小红针治疗疗程是 10.3 万元；还有益生菌等。"那家康养机构从未提醒患者要把低密度脂蛋白胆固醇降至 1.8 mmol/L 以下，需要在服用阿托伐他汀的情况下同时口服依折麦布。

总的来说，患者找的医院不太负责任。2016 年之前，安装一个支架费用高昂，医院在经济利益最大化的导向下，可能给病人安装了不必要的支架，即过度医疗。而那家康养机构则是在昧心赚患者的钱，收取所谓的"智商税"。

不过，话说回来，患者自己难道没有责任吗？我们每个人都是自己健康的第一责任人。对你的身体负责的既不是医院的医生，也不是康养机构的员工，而是你自己。

既然自己是健康的第一责任人，你就要学习和了解与身体健康相关的知识。该读的书一定要读；该听的课一定要听；该参加的朋友圈活动一定要参加。读书、听课花费的钱，要比花在求医问诊、吃药住院上面少多了。

找胡大一大夫求医问诊的这位患者，从 2009 年就开始安装支架，到如今已经 14 年了。照常理来说，在十几年的时间里，患者应该已经学习了不少有关心血管健康的知识。可是根据患者和胡大一大夫的对话，我发现患者对于低密度脂蛋白胆固醇的认知几乎为零，更不用说其他的知识。

心脑血管病最主要的发病原因是动脉粥样硬化，而低密度脂蛋白胆固醇就是动脉粥样硬化的"幕后推手"。研究表明，对于动脉粥样硬化高危人群，应用他汀药物将 LDL-C 降至 1.8 mmol/L，可延缓或阻止动脉粥样斑块的破裂及增长。

如今，医院或者医生都开设了公众号，在微信搜索中输入关键词，就能从公众号发布的文章中快速了解相关知识。将自己低密度脂蛋白胆固醇的数据与标准进行对比，即刻就能发现问题。这位患者低密度脂蛋白胆固醇在 3.31 mmol/L，距离高危人群应该降至 1.8 mmol/L 的标准相差甚远。

只有想方设法把低密度脂蛋白胆固醇降至 1.8 mmol/L 才是解决问题的关键。可是，患者竟然舍本求末，被"康养机构"洗脑，交了"智商税"，花 200 万"康养"！发生这种事情，应该怪谁？说来说去，还是患者自己不肯在学习健康知识上多投入时间和精力。

2016 年 12 月 18 日，62 岁的张卫国参加了深圳马拉松的半程比赛。两年前，他曾跑过一次，成绩是 2 小时 40 分。这一次，他打算跑出一个比两年前更好的成绩。

他是湖南湘潭人。2014 年 5 月，刚过 60 岁他就从市财政局退休。到了7月份，他和老伴一起来到在深圳工作的女儿家，帮助女儿照顾小孩。从此，他和老伴多数时间都住在深圳，偶尔也会回老家湘潭小住一段时间。深圳马拉松比赛前一个月，他在老家湘潭江边的风光带跑步，配速可以达到6分钟/千米。可是，每当快跑时，他会隐隐感到左胸有痛感，把速度放慢，痛感就会消失。

其实，左胸就是心脏的部位，痛感其实就是身体拉响了警报。遗憾的是，张卫国并没有去深究这件事。因为一直以来他都认为自己身体好，50岁时还能下场和年轻人一起打篮球。

他于1970年参军，是空军航空兵。到退休为止，他只住过一次院，还是割阑尾，只在医院住了两天。

在市财政局工作了几十年后，他除了1.74米的身高没变，其他指标都提高了。他的体重增长到80千克，血压提升到高压168毫米汞柱、低压110毫米汞柱，他的血脂和血糖也都比较高。即使这样，他还是认为自己身体好，没毛病。

深圳马拉松比赛是从市民中心出发的。开跑2.5千米便是香蜜湖，再往前跑就是竹子林，在深圳住了好几年，这些地方他都很熟悉。跑了5千米后，在老家训练时体验过的左胸痛感突然出现了。他把速度放慢就不痛了。继续再跑，左胸又开始痛，停下来便不痛。就这样跑跑停停，停停跑跑，跑到10千米时已经关门，旁边的志愿者不让他继续跑了。

他参加比赛的初心是想跑出一个好成绩，得一块奖牌送给小外甥。现在门已经关了，之前的想法全部泡汤，他十分沮丧。他不肯善罢甘休，和其他七八位被关了门的跑友一起上了人行道，继续往终点跑。

　　最终，他们到了深圳湾体育馆的终点，好心的志愿者给了他们每人一块奖牌。回到家，他把奖牌挂在外甥的脖子上，一种自豪感在他心中油然而生。

　　洗了澡，吃完饭，他把左胸痛的事情告诉了家人。女儿让他第二天就去深圳的心血管医院做检查。

　　第二天，他从家打车去了孙逸仙医院，花 60 元挂了一个专家门诊号。在医院的椅子上足足等了两个小时，才叫他的号。给他看病的是一位 50 多岁的女医生，他把症状告诉女医生，女医生说，这是"运动性心脏病"。

　　他的医疗保险在湖南湘潭老家，利用年底回老家的机会，他去湘潭中心医院做了一次检查。

　　第一次他是开车去的，但医院没地方停车，他很生气，直接开车回家。第二次，他和老伴打了招呼，自己骑了一辆自行车去医院。挂了专家门诊号，然后抽血化验，做动态心电图。他在一台跑步机上用不同的配速跑步，医生观察不同配速下他的心率变化情况。没跑一会儿，医生就喊停："赶快到 8 楼找你的主治医生。"

　　做动态心电图在 9 楼，专家门诊在 8 楼。他刚走出 8 楼的电梯口，就被一左一右两个护士架上了胳膊。他疑惑不解地问："怎么了？"护士说："你随时都可能会摔倒。"

　　化验报告很快就出来了，他的心肌酶五项都高得离谱，是正常人的好几倍，并且还有陈旧性心肌梗死。医生问："回忆一下，什么时候有出虚汗、四肢无力的状况？"

　　"有过那么一次，但不知道是什么原因，因为身体一直很好。"

"家里人有没有得心脏病的？"

"老母亲安装过支架。"

"你现在不能走了，必须马上住院做心脏造影检查。赶快打电话通知家属，就说医院已经下了病危通知，让她赶紧来医院。"一下子，医生都紧张了。

"不至于吧。"

他感觉好像被人打了一闷棍，头嗡嗡的。他的右手下意识地去摸裤子口袋里的自行车钥匙。惊讶、沮丧、无奈，像脉冲似的一波一波向他脆弱的心脏袭来。他定了定神，拨通了老伴的电话。他没敢提下病危通知的事，只说医生不让回家，让他立刻住院。

电话那头，老伴腿一软，瘫坐在沙发上。

心脏造影检查结果显示心房的血管被堵，其中一根血管已经堵了98%。接下来，医生在他的大腿上切了一个口子，开始做安装支架的手术。手术做了整整6个小时，主刀医生的衣服都被汗水湿透了，给他安装了4个支架。

这一次，他在医院住了一周。

一个月后复查，医生说完全好了。这一个月来，他快郁闷死了，刚跑了个半程马拉松心脏就出了问题，下一步他还计划挑战全程马拉松呢！他怯怯地问医生："今后还能运动吗？"

"可以做运动，例如慢跑、游泳、骑自行车。"

"慢跑是多慢。"

"就是跑起来能说话的那种跑法。"

听了之后，张卫国简直就像换了一个人似的，内心的压抑终于找到了释放的地方。

医生对他说的慢跑、游泳和骑自行车等运动，其实都是安装支架后应该做的心脏康复训练。

在家里休养了五六个月，张卫国就恢复跑步了。同时，他按照医生的嘱咐，每天按时服用一粒他汀，定期去医院检查自己的低密度脂蛋白胆固醇，确认控制在正常范围之内。张卫国还买了智能手表，用来进行健康管理。

2017年夏天，朋友把张卫国推荐给我，说他是一个心脏安装了4个支架的人，想跟我一起跑世界马拉松大满贯。乍一听，我真吓了一大跳，没敢立刻答应。我对张卫国说，先从恢复跑半程马拉松开始，把半程马拉松跑好了，再去尝试跑全程马拉松。

2017年9月，我带着张卫国和众多跑友去法国参加了波尔多梅多克红酒马拉松，他顺利完成了半程。同年12月，他又参加了夏威夷马拉松，第一次跑完全程，成绩是5小时12分57秒。之后，我带着他完成了纽约马拉松、东京马拉松、伦敦马拉松、柏林马拉松和芝加哥马拉松。2020年9月9日，他在深圳跑了一场线上马拉松，成绩是4小时33分07秒。

2023年1月19日，张卫国在深圳马拉松比赛中跑了半程，成绩为2小时21分51秒，平均心率为124次/分钟，最大心率为140次/分钟。2023年，他69岁，比我小1岁。

第二节　神奇的2区训练

前面我讲述了两位心脏病患者的故事。

一位是68岁的文艺人士，安装了4个支架，后来花费200

万元去做所谓的"康养"，结果是钱花了不少，低密度脂蛋白胆固醇仍处于 3.31 mmol/L 的水平，还面临着心脏动脉出现狭窄再次安装支架的风险。

另一位是 69 岁的财政局干部，在安装了 4 个支架之后恢复跑步，坚持跑马拉松，低密度脂蛋白胆固醇一直控制在正常范围之内。

安装 4 个支架以来，张卫国基本上都在践行胡大一大夫的五大处方：药物、运动、营养、心理（睡眠）、戒烟限酒。他坚持每日服用一粒他汀，坚持跑步。为了改善身体的柔软性，他开始练瑜伽；为了防止肌肉流失和骨质疏松，他开始做力量恢复。他注意营养饮食，从不熬夜，挨着枕头就能睡着，不抽烟也不喝酒，非常自律。

我也看到自媒体说，"65 岁的张卫国老人，他带着心脏里植入的 4 个支架，已经跑了 8 次全程马拉松。是否其他病人在心脏支架术后也能和正常人一样运动，甚至跑马拉松呢？答案是否定的。"

持这种否定观点的某大学附属医院心内科副主任医师认为这位老人的情况属于个例，不能作为支架术后病人的参考。这位医生说："剧烈运动可能会增加心脏支架手术后病人的危险性，所以一定要科学锻炼，适量为主。"

首先，在中国 500 多万安装支架的人群中，跑马拉松的一定不只张卫国一个人。我看到《中国心血管健康与疾病报告2021》的数据，全国有 3.3 亿的心血管疾病患者，其中，冠心病患者占 1139 万人。我还看到其他数据，这些年来，全国安装支架的人数有 500 多万人。我绝对不相信，在 500 多万安装了支架的人中，仅有一个张卫国能跑马拉松。

我认为存在两种可能性。一种是很多人有跑马拉松的能力，只不过由于各种原因没有去跑。另外一种可能性是不少人已经跑了马拉松，但没有被报道和传播，因此大家不了解。

其次，在这位医生的眼中，马拉松是一项剧烈运动。"剧烈"是个形容词，我从来没有看到有哪位医生会用形容词来描述低密度脂蛋白胆固醇，他们普遍用数量单位来描述它，例如1.8 mmol/L。

形容词会让人产生歧义，摸不着头脑。量词能够精确或者准确反映一个事物，但是只有精确或者准确的事物才能进行比较，才有可能进行管理或者控制、调整、改善等。如果有人用形容词来描述低密度脂蛋白胆固，你一定会说这个人不专业。同理，如果有人用形容词来解释马拉松运动，也存在不专业的问题。

如何定义"剧烈运动"？

美国运动医学会（American College of Sports Medicine，ACSM），提出用"代谢当量"来定量和衡量运动的强度。"代谢当量"是指运动时消耗能量的速率除以静坐时消耗能量的速率得到的结果。

换句话说，静坐时的代谢当量为"1"，而运动时如果代谢当量为"4"，则代表此时人体消耗能量的速率是静坐时的4倍。美国运动医学会给出以下定义：代谢当量1~2.9的运动，为低强度运动；代谢当量3~5.9的运动，为中等强度运动；代谢当量 ≥ 6 的运动，为高强度运动，也就是通常所说的剧烈运动。

但是，这种通过代谢当量来衡量运动强度的方法，只能解决学术问题，没有解决实践问题。换句话说，代谢当量这个定义，在普通人运动的过程中是没有办法进行实际操作的。

在马拉松这项运动中，运动强度也可以有很大的不同。我是在阅读杰克·丹尼尔斯教练所著的《丹尼尔斯经典跑步训练法》一书中了解到"如何使用心率来控制训练强度"的。

杰克·丹尼尔斯说："使用心率来监测训练强度时，最重要的一点是要知道自己的最大心率。因为根据各种最大心率百分数来安排训练非常常见。有一些主要根据年龄来估算最大心率的方法，但这些公式可能并不准确。以一个我们经常使用的公式为例，这个公式用220减去你的年龄。所以，如果你是50岁，计算得到的最大心率就是'170（220-50）'。"

杰克·丹尼尔斯又说："如果你的确是在用心率衡量跑步强度，你就需要确切地知道自己的最大心率是多少。作为跑者，用来确定最大心率的最简单的方法或许就是跑几个艰苦的两分钟上坡。第一次到达坡顶时记录你的心率示数，如果第二次上坡跑的时候心率上升，就再跑第三次，看看会不会达到更高的心率。如果心率没有继续升高，你就能确定那个数字就是最大心率。如果第三次比第二次还高，那就跑第四次，继续不停地跑上坡，直到你看到心率不再较前一次上升。如果找不到坡跑，你可以快速跑若干个800米，并在每次之间进行相同的比较。"

不过，杰克·丹尼尔斯在写作《丹尼尔斯经典跑步训练法》一书时，智能手表还没有问世。我是从2008年开始跑步的，到2023年已经跑了15年，完成了130多场全程马拉松。自从有了智能手机和智能手表，我便开始通过智能手表来测量

"心率"，管理自己的跑步"强度"。

一道光闪过之后，一辆自行车风驰电掣地直冲过来。那道光，是阳光照射在他的银色头盔上反射而来的。一副太阳镜遮住了他的半张脸，他穿着上白下黑的连体骑行服，白色 T 恤上印着"UAE"三个黑色的大字，下面是红色反白的阿联酋航空标识。

他往身后望了一眼，便迅速转过头来，双手离开车把，双手直指胸前的阿联酋航空标识，伸展双臂，露出雪白的牙齿，微笑着穿过终点线。他就是 24 岁的塔代伊·波加查，这是他第三次夺得环伦巴第大区自行车赛冠军，当时的北京时间是 2023 年 10 月 7 日晚上 10 点。这一幕，我是在环伦巴第赛结束后从一部将近 7 小时的纪录片中看到的。

2023 年环伦巴第赛事的长度为 238 千米，累计爬升高度为 4646 米。2023 年的路线与 2021 年的路线相同，是从科莫到贝尔加莫。不过，2022 年的路线是从贝尔加莫到科莫，方向相反。

从路线的 31 千米开始，波加查一路独自飞驰，多少有点儿孤单。在他穿过贝尔加莫市中心平路的终点线 50 多秒后，第 2 名车手才到达终点。

环伦巴第赛创办于 1905 年，与米兰 – 圣雷莫、巴黎鲁贝、环弗兰德斯、列日 – 巴斯通 – 列日统称为五大古典赛，是公路自行车单日赛中规格最高的比赛之一，赛事含金量极高。

波加查是斯洛文尼亚人，身高 1.76 米，体重 66 千克。他从小就喜欢骑自行车，9 岁时，他加入哥哥在当地的一个自行车俱乐部，开始在俱乐部接受教练的正规训练。

在俱乐部，他是年龄最小的一个。但是，在训练中他常常会轻松地领先他人。到了 18 岁，波加查参加了斯洛文尼亚巡回赛，成绩排第五名。到了第二年，他把排名提升到第四名。同年的 11 月，波加查加入了 UAE 车队的训练营，跟着车队一起训练。在训练营，他接受了来自美国科罗拉多大学医学院伊尼戈·圣·米兰的各项测试。

2020 年 9 月 20 日，21 岁的波加查以 87 小时 20 分 05 秒的总成绩夺得了第 107 届环法自行车赛冠军。

波加查除了身穿代表总成绩领先的黄色领骑衫，还获得了象征"山地赛段之王"的圆点衫以及 26 岁以下最佳车手的白色领骑衫，一举成为"三衫合一"的冠军。

环法自行车赛于 1903 年创立。通常，赛事于每年的夏季举办，赛期为 23 天，共 21 个赛段，赛程距离超过 3500 千米，比赛从一个城镇到下一个城镇，每一个赛段都分别计时排名，最终将所有赛段的成绩累计来决定每位选手的总成绩。

2021 年 7 月 18 日，波加查在环法自行车赛中卫冕成功，成为最年轻的卫冕车手。在 2022 年和 2023 年的环法自行车赛中，波加查先后获得了亚军。

在一次接受访谈时波加查说，他在开始练车的时候，只知道环法，对于其他赛事一概不知。他喜欢爬坡路线，也喜欢连续多日的比赛。

一时间，几乎所有人都对年轻的波加查表现出极大好奇。波加查到底是天赋异禀，还是背后藏着什么秘密武器？

天赋是一定有的，不过只占 20%，剩下的 80% 来自秘密武器——阿联酋航空车队性能总监伊尼戈·圣·米兰制定的"训练计划"。

时任科罗拉多大学医学院助理教授的伊尼戈·圣·米兰是西班牙人，同时他也是一位职业自行车手，曾经与许多运动项目的运动员和教练合作过。其中就包括阿联酋航空车队和波加查。

圣·米兰教授说波加查的成功在于三个关键因素：乳酸排除能力、脂肪利用效率和线粒体质量。为了提升这三个关键因素，阿联酋航空车队进行了如下的科学训练：

心率区间 2 训练：目的是训练脂肪燃烧能力。阿联酋航空车队注重心率区间 2 训练，2 区训练占到总体训练时间的 70%~80%（每周 15 小时）。

心率区间 4 训练：目的是训练乳酸排除能力，确保在长时间高强度下保持竞争力。

恢复训练：不追求高强度，随意骑行。例如，可以和伴侣一起骑车去咖啡馆、参观博物馆等。车手每周训练总时长为 23~28 小时，一周休息一天，每天骑行 4 小时以上。

圣·米兰认为天赋有一定的作用，但是把一个天赋异禀的人培养成环法自行车赛冠军需要一个漫长的过程。如果天赋决定一切，那么只需去做基因检测就能找到未来的环法冠军。天赋仅占成功的 20%，其余的 80% 要靠个人努力训练、发挥优势、弥补劣势以及修正饮食和心理等方面的问题。

圣·米兰真正的兴趣在于研究运动、线粒体健康与癌症、2 型糖尿病等疾病之间的关系。他希望能够利用自己对于职业车手和其他精英运动员这类地球上最健康的人的洞察，帮助那些最不健康的患有代谢疾病或者代谢紊乱的人。

我最早了解圣·米兰是通过彼得·阿提亚和他的一次对

谈。圣·米兰认为，健康的线粒体是运动表现和代谢健康的关键。

线粒体是细胞内的细胞器，也被称为细胞的"能量工厂"。线粒体通过氧化磷酸化作用，进行能量转换，提供细胞进行各种生命活动所需要的能量。

彼得·阿提亚在《超越百岁：长寿的科学与艺术》一书中说："健康的线粒体对于维持我们大脑的健康以及控制氧化应激和炎症等潜在的不良因素很重要。我深信，如果没有健康的线粒体，就不可能有健康的身体。"

葡萄糖和脂肪酸都是我们人体所需要的"燃料"。葡萄糖的代谢方式很多，但脂肪酸只能通过线粒体转化为能量。通常，人在运动强度较低的状态下会燃烧更多的脂肪，如果运动强度较高，就需要葡萄糖供能。一个人的线粒体越健康，效率就越高，其利用脂肪的能力就越强。人体能够同时使用脂肪和葡萄糖这两种燃料的能力，被称为"代谢灵活性"。

几年前，伊尼戈·圣·米兰和同事乔治·布鲁克斯发表了一项研究报告。他们比较了三种人：职业车手、平时注重运动的健康男性和久坐不动的男性。

圣·米兰让这些人在他们最大心率80%的状态下骑一辆固定的自行车，分析这些人消耗的氧气量和呼出的二氧化碳量，从而确定他们产生能量的效率以及供能的方式。研究结果显示：职业车手主要靠燃烧脂肪来供能，效率很高。那些久坐不动的人，几乎只能依靠葡萄糖供能，尽管他们有一身的脂肪，但他们没有能力激活脂肪供能，这表明他们的新陈代谢很不灵活。

圣·米兰认为那些久坐不动的人应该像阿联酋航空车队的车手那样进行心率区间2的训练，一个职业车手每周的训练量是23~28小时，其中，80%的训练都在2区。正是2区的训练为职业车手打下了扎实的有氧基础。

不仅职业车手需要做2区训练，普通人更加需要做2区的训练，普通人不是为了去参加比赛，而是为了预防慢性病。不管你做什么事，都需要扎实的有氧基础，无论你是骑自行车远行，还是和孩子一起玩耍，有氧基础好的话，不费力就能做到。另外，2区的训练可以通过改善线粒体的健康和效率，帮助人们预防慢性疾病。

2区的训练主要依靠慢肌纤维来完成。人体中有快肌和慢肌两种不同的肌纤维，快肌被称作白肌或II型肌，而慢肌又称为红肌或I型肌。在慢肌纤维周围的毛细血管网非常丰富，含有较多的肌红蛋白。慢肌纤维中的线粒体密度高、数量多，非常适合慢节奏、高效的耐力型运动。如果是在4区或5区训练，依靠的就不是慢肌纤维，而是快肌纤维。快肌纤维的效率低，但强劲有力。例如，2021年5月，中国短跑选手苏炳添在东京奥运会男子100米半决赛中以9秒83刷新亚洲纪录。苏炳添跑100米用的就是快肌纤维，爆发力强。2019年10月12日，基普乔格在奥地利维也纳的一处公园以1小时59分40秒成绩跑完马拉松，成为人类历史上第一位马拉松成绩跑进2小时之内的选手。基普乔格跑马拉松用的是慢肌纤维，耐力强。

在2区训练时也会产生乳酸盐，但不会造成乳酸盐堆积，会被及时清除。线粒体的效率越高，清除乳酸盐的速度就越快，训练的时间就越久。

长寿科技社区的一位学员说，他只跑了几千米就跑不动了。他的问题在于跑步时，心率不在 2 区，而是在 4 区或者 5 区。用力过猛，身体产生的乳酸盐不能被快速清除，导致没跑多久他就跑不动了。我建议他放慢速度，把心率保持在 2 区，这样就能跑更长的距离。他试了一下，效果很好，现在能跑 10 千米。

如何确定你是不是在 2 区训练呢？传统的方法是"谈话测试"。如果你能随心所欲地聊天说话，说明你处于 1 区，心率不会太高。当你把强度提升到 2 区时，虽然还能正常说话，但你可能已经不太想说话，更想专注于训练。如果把强度进一步提升至 3 区，这时说话就会有些吃力，不能用完整的句子与人交谈。当强度到达 4 区或者 5 区时，你已经无法与人交谈，会感到呼吸紧促。

十几年前，智能手表问世。智能手表通过光电容积描记技术（PPG），借助传感器来测量人的心血管脉搏波，进而获取人的健康数据，例如静息心率、最高心率、血氧饱和度、热量消耗、睡眠等。通常，智能手表都会有心率区间的设置和显示，会自动记录并根据个人的最高心率和静息心率的变化进行相应的调整。

我现在戴的智能手表已经用了 8 年。这块手表采用储备心率法来划分心率区间，从 50% 开始，每增加 10% 为一个区间。

手表上有一个"我的统计资料"栏，点击按键进入该栏，调整到"心率区间"的"默认值"，我设置的最大心率是 200 次 / 分钟，静息心率是 48 次 / 分钟。然后，智能手表会自动计算出 5 个心率区间。

1 区：125~139 次 / 分钟（50%~60%）；

2 区：140~155 次 / 分钟（60%~70%）；

3 区：156~170 次 / 分钟（70%~80%）；

4 区：171~184 次 / 分钟（80%~90%）；

5 区：> 184 次 / 分钟（90%~100%）。

我发现，华为手表与佳明手表在心率区间的划分方法上差异很大。

我没有华为手表，但我下载了华为运动健康的应用软件。在华为运动健康的应用软件上选择储备心率百分比，会显示 5 个心率区间，但心率区间的划分是 59%~100%。

1 区：（59%~74%）；

2 区：（74%~84%）；

3 区：（84%~88%）；

4 区：（88%~96%）；

5 区：（96%~100%）。

1 区的心率范围是 15%。到了 2 区，范围缩小到 10%，3 区的范围又缩小到 4%，到了 4 区又扩大为 8%，5 区的范围又回到 4%。

我一直想弄清楚华为手表用储备心率法划分 5 个区间的原理是什么，但始终没有找到相关的说法。直到有一天，我在查阅资料时无意中翻阅到杰克·丹尼尔斯博士所著的《丹尼尔斯经典跑步训练法》一书，该书第 46 页有一幅图，图左侧有一组数据：

E（轻松跑）59%~74%；

M（马拉松配速跑）：75%~84%；

T（乳酸门槛跑）：85%~88%；

I（间歇跑）：89%~100%；

R（重复跑）：105%~120%。

我顿时明白了，华为手表储备心率5个区间的划分原理来自杰克·丹尼尔斯博士的《丹尼尔斯经典跑步训练法》一书。

杰克·丹尼尔斯博士指出："E代表轻松跑，强度通常在VO$_2$max的59%~74%，或者是最大心率的65%~78%，轻松跑的目的何在？轻松跑有若干好处，其中最值得一提的是，在多数时候，放松地跑能让你对伤病形成一定的抵御力。刚刚开始跑步计划，或者刚刚结束数周或者数月的休息重新开始跑步——在这些时候进行轻松跑对打好基础特别有利。轻松跑的好处与放松地参加任何一项运动带来的好处相同，因为进行喜欢的活动时，可以尽量减轻身体和精神所承受的压力。"

杰克·丹尼尔斯博士指出的E跑强度，通常在VO$_2$max的59%~74%。VO$_2$max是最大摄氧量，不是心率。

显而易见，华为手表的研发人员误读了杰克·丹尼尔斯博士的话，错把最大摄氧量的百分比当作心率区间划分的百分比，犯了一个不大不小的错误。

2023年10月29日是北京马拉松比赛日，我陪一位朋友完成了他人生的首场马拉松。从天安门广场出发，终点在鸟巢附近，全程42.195千米。一路上，我补充了一支能量胶，那位朋友补充了五支。原因在于，我通过长期的2区训练打下了扎实的有氧基础，增强了线粒体功能，在马拉松比赛中可以切换到燃烧脂肪的状态来为身体供能。而那位朋友由于缺乏2区训练，无法切换到脂肪供能状态，几乎全靠葡萄糖供能。

早在 2013 年，科学家就提出了衰老的 9 个分子细胞和系统标志：DNA 不稳定、端粒损耗、表观遗传改变、蛋白质稳态丧失、营养感应失调、线粒体功能障碍、细胞衰老、干细胞耗竭和细胞通讯改变。

线粒体的密度和数量成为一个人衰老最显著的标志之一。年龄大了，人的线粒体健康水平也会下降。然而，如果你经常在 2 区训练，身体会通过"线粒体生物合成"的过程，刺激产生许多新的、更有效的线粒体。同时，还会通过一个"线粒体自噬"的循环过程消除那些功能已经失调的线粒体。

只要你坚持在 2 区训练，不管何种运动形式（运动中要有80% 的时间保持在 2 区），都能改善线粒体，延缓衰老。由于 2 区训练强度不大，即便是那些久坐不动的人也很容易在 2 区训练，快步走也是 2 区训练的一种形式。

万事开头难，如果你能坚持每周两次进行 30 分钟 2 区训练，就会因此受益。一旦度过尝试阶段，你就应该将 2 区训练时间增加至每周 3 小时或者每周四次 2 区训练，每次 45 分钟。我每周的 2 区训练都会超过 6 小时，到了周日，我通常会在小区外围跑一个耗时约为 2 小时 30 分的半程马拉松，把心率控制在 2 区。

坚持在 2 区训练，还能有效控制 1 型和 2 型糖尿病，降低血糖水平（记住，2 区训练也适合已经得了糖尿病的人）。

长时间在 2 区训练就是在夯实有氧基础能力之后支持你做其他的运动以及生活中的其他事情。

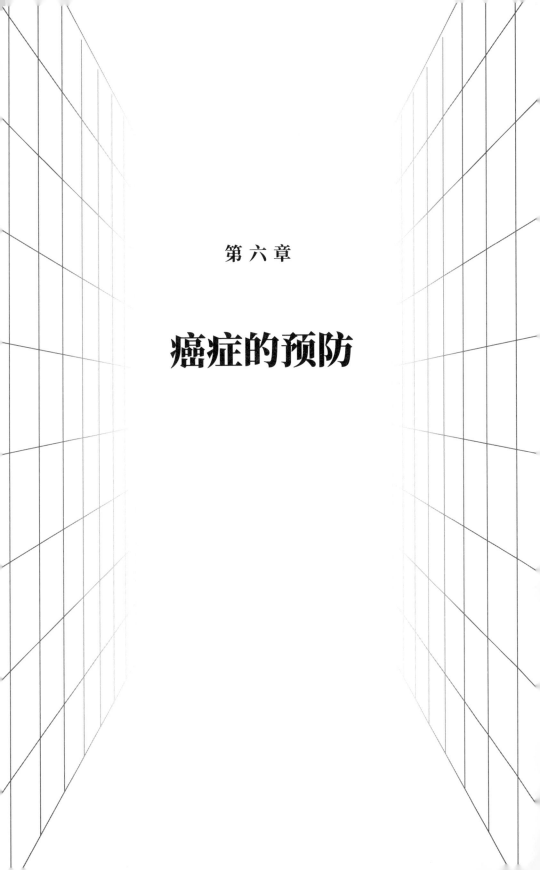

第 六 章

癌症的预防

第一节　师永刚的故事

2012 年 8 月的一天，师永刚像往年一样在体检中心做体检。

一年前由于忙于出差，他错过了那次体检，年度体检变成双年体检。做完了各种常规项目后，他来到门上挂着"B 超"牌子的诊室。他脱了鞋，躺在一张窄窄的床上，把上衣拉至胸部，然后闭上眼睛。出生于 1975 年的师永刚在一家杂志社担任总编辑，曾经出版过多部小说、纪实文学等作品。

腹部 B 超是这次新增加的一个体检项目，他在这家体检中心已经做了四年体检，之前从来没有做过腹部 B 超。B 超是用超声波对人体组织进行的一种诊断，"B"是英文单词"Brightness"的首字母，汉语意为"亮度"，故称 B 超。B 超是一种频率高于 2 万赫兹的声波，没有放射性，对人体安全无害。通常，医生会对肝、胆、胰、脾、肾脏、输尿管、膀胱、子宫、附件、甲状腺、乳腺、血管、心脏做 B 超检查。医生会使用不同的超声探头检查不同的器官。进行腹部 B 超时，医生会使用低频凸阵探头。医生戴着手套，往师永刚的腹部涂抹了一些耦合剂。这是一种水溶性的胶状液体，无色透明，对人体无毒。涂抹耦合剂可以使探头更好地接触皮肤，有利于超声波的传导，提高成像质量，获得更清晰的图像。

五分钟过去了，医生手中的探头仍然没有停下来，继续在师永刚的腹部滚来滚去。突然，两位医生安静下来，探头滚动的区域聚焦到了腹部右侧。医生问："平时会有不舒服的感觉吗？"

"没有不舒服，偶尔腹胀，做几十个仰卧起坐就好了。"

"疼痛过吗？"医生继续问。

师永刚摇了摇头。

彩超显示可能出现了一些问题，腹部有一个"包块"，是什么还不能判断。不过，包块的包膜完整，不太像恶性的。

医生几句简单的问话，让躺在床上的师永刚心头咯噔一下，一个不祥的念头从脑际滑过：那个包块会是肿瘤吗？

医生说他去找主任过来看看。没一会儿，主任推门进来，身后还跟着五六个医生。主任坐下来，安抚师永刚不要紧张，他再看看。主任把他的上衣往上拉了拉，握着探头在他的右腹部来回滚动。最后，主任做出了诊断："结节挺大，包膜完整，能动，在右肾上腺附近，需要马上做增强 CT 检查才能确认。"

从体检中心出来，师永刚有点儿魂不守舍。他还不到 40岁，过去的一年里除了脊椎病困扰他，没有其他不适。他也很注意锻炼身体，平时都会游泳，每天早上 7 点起床后，他会到楼下的泳池里游上半个小时。他也不胖，体重一直控制在 70千克左右，自认为身体健康。

两天之后，早上 7 点，师永刚和妻子就前往一家医院，等候做增强 CT 检查。CT 是电子计算机断层扫描的英文简称，是一种利用 X 线束对人体的某一部位连续进行断面扫描，在较短时间内获得清晰图像的检查方法。CT 可以检查器质性疾病，对疾病的诊断具有较大的临床意义。增强 CT 是在 CT 扫描时于静脉中推注碘造影剂，以得到比 CT 更加清晰的图像，准确地观察肿瘤与其他器官的病变情况。

这家医院的 CT 室设在地下室门外，挤满了人，等师永刚做完，时间已经是上午 10 点多。他又等了半个多小时才被确诊。医生说他的右肾上腺部位存在一个挺大的肿瘤，而且是恶性的。目前肿瘤包膜完整，没有转移。医生又说没有转移就是好消息，可以通过手术切除的可能性很大。医生建议师永刚尽快联系一家医院，然后住院切掉肿瘤。

几天后，师永刚辗转来到协和医院，见到李汉忠教授。李教授的诊室挤了五六个助理医生和学生，师永刚感觉这个诊室就像一个教学现场。两个助理医生非常熟练地把师永刚带来的 CT 片子放到灯架上，李教授瞄了一眼，扯下其中一张，举到空中继续看。

李教授说这个肿瘤已经在师永刚身上存在多年，但看上去包膜完整，可以切除。随后，李教授让身边的一位医生给他安排住院事宜，由李教授来做手术。

后来的某一天，在协和医院泌尿科的一次对师永刚的会诊中，李教授说经过 CT 检查，他们发现师永刚的肿瘤有 15 厘米大小，相当于腹部藏着一颗足球大小的结节，暂时没有转移。初步方案是手术切除，需要在腹部开一个差不多 20 厘米的切口。

手术进行得很顺利，早上 8 点开始，11 点结束。为了防止术后感染，师永刚被送到重症监护室（ICU）待了一晚。

第二天查房时，医生告诉师永刚，他的肿瘤大小为 17 cm × 14 cm × 8 cm[①]，重量约为 800 克。这么大的一个肿瘤，绝不是在短时间内形成的。肿瘤一定传达过疾病信号，但没有引起处于高强度工作压力下的师永刚的警觉。

躺在病床上，师永刚想起两年前就感觉体力下降、头昏眼花、疲惫不堪，他认为是多年来的颈椎病所致。一年前，他错过了公司组织的体检，但没有想着应该自己去把没做的年度体检补上。他的饭量减少也被他自认为是消化不良，多做仰卧起坐就没事了。一次做颈部 CT 时，朋友建议他把胸腹盆腔的 CT 一起做了，被他以避免辐射拒绝了。

如果师永刚提前一年发现腹部这个肿瘤，结果大概率会比现在要好。

2012 年 2 月的一天，拉伊利·凯尔波拉突然感到一阵眩晕，身子一歪，脚一软，倒在地上。她的心跳加快，快得好似要从她的胸腔里蹦出来。她感到身体极度虚弱，走 5 米远的路就要停下来，站立五分钟就得坐下来。

怎么会这样？她的医生也感到困惑。医生知道，49 岁的拉伊利·凯尔波拉是一名优秀的铁人三项和马拉松选手，拉伊利马拉松的最好成绩曾经是全美第三名，她是一位活力超强的女性。此外，她还是生物化学博士，曾经在麦肯锡做过项目经理，协助辉瑞制药完成对帕金斯·戴维斯的并购。后来，她一

---

① cm 是"厘米"的英语缩写。

直担任大型制药企业的药物研发高管。

几个月之后，她找到了哈默医生。密歇根大学医学院肾上腺癌症中心的哈默教授确诊了她的疾病：肾上腺皮质癌第四期（晚期）。这种癌症不能通过做手术治疗，也没有有效的治疗方法，她可能活不到一年。摆在她面前的只有米托坦（一种药物）、放疗、化疗三种标准治疗方法，而这些方法并不能有效治疗她的疾病。

凭借长期担任药厂高管的经验，再加上她作为生物化学博士的专业背景，她决定放手一搏，自己研发药物来救自己。她开始参加全美各地的癌症会议，了解相关信息。拜访美国和欧洲对于这种疾病有研究的医生。很快，她就成了一名肾上腺癌症方面的专家。

经过一个多月的分析，她和哈默医生确定了一种候选药。这种药通过特定蛋白质诱导肾上腺皮质细胞死亡来治疗肾上腺皮质癌，但苦于找不到投资人，这款药处于被放弃的边缘。唯一的方法，就是自己成立一家生物制药公司，她请哈默医生做这家公司的科学顾问。这款药在她丈夫——生物化学教授汤姆的实验室里进行了动物实验，表明是杀死肾上腺癌细胞的有效方法。她把这款药命名为 ATR-101。她还将公司名为 Atterocor，"Attero"是拉丁语，意为削弱或破坏，她希望药物可以杀死肾上腺癌细胞。

2012 年，拉伊利要成立的生物制药公司得到了一笔 1600 万美元的风险投资。2012 年 2 月，Atterocor 公司研发的药品 ATR-101 先后获得美国食品药品监督管理局（FDA）和欧洲药品管理局（EMA）的"孤儿药"资格认定。这款药物的实验，开始在 MD 安德森癌症医疗中心以及密歇根大学医学院联合进行。参试人员从一开始的 21 人增加到 63 人。

2013 年上半年，拉伊利的肾上腺皮质癌第三次复发，肿瘤转移到肺部。极度虚弱的身体令她无法使用刚刚完成的新药。2013 年 6 月，拉伊利·凯尔波拉去世，享年 51 岁。非常令人遗憾，她发起并研发了这款药，但她自己没能使用这款药来治愈癌症。

在拉伊利去世五个月后，ATR-101 开始在得克萨斯大学安德森癌症中心与密歇根大学医学院进入一期临床试验，他们让患者口服药物来治疗癌症。在拉伊利参与创办的 Atterocor 公司的一面墙上，写着她曾经说过的话："如果没有药，就把它造出来！"

一件不能"量化"的事物是无法被衡量的，无法衡量就不能对其进行管理。

某天，师永刚突发牙痛。他全身发抖、头痛欲裂、浑身虚弱，冷汗沾湿了睡衣。当他来到得克萨斯大学安德森癌症中心的急诊室时，护士问他疼痛的等级是多少。在美国的医院里，疼痛是分级别进行管理的。无痛就是 0 级；1~3 级为轻度疼痛，这时的疼痛可以忍受，可以正常生活，不会干扰睡眠；4~6 级为中度疼痛，通常这种疼痛不能忍受，要服用镇痛药物，睡眠会受到干扰；7~10 级为重度疼痛，疼痛剧烈，无法忍受，需要服用镇痛药，睡眠受到严重干扰，可伴自主神经紊乱或被动体位[1]。

---

① 被动体位是临床上比较常见的一种病态体位，是指患者由于病伤部位不同，没有自己调整或变换身体位置，任由他人摆放的一种病态体位。

对于疼痛，绝大多数人都说得比较笼统，难以具体和量化。经常会有跑友笼统地问我，他的脚、腿或者膝关节有点儿痛，他该怎么办？我无法回答这样的问题，只能敷衍了事。有了从 0~10 等级的疼痛分级管理方法，今后，我就能回复跑友提出的问题。

在我过去的认知中，如果一个人罹患癌症，首先就得"手术"，也就是找一位好医生，把那个引发病痛的肿瘤"割掉"。如今，在计算机技术高速发展的情况下，医生无须把人体切开，就能十分精准地看到病人何处有肿瘤，边界又在哪里，可以将放射剂量精准地打到相应的位置，达到非常好的医疗效果。

得克萨斯大学安德森癌症中心的临床实践表明，对于早期癌症患者，放射治疗通常要比手术效果具有更好的疗效。与外科手术相比，放疗的优势在于毒副作用小，致死率极低。而手术切除则可能伴随并发症。

师永刚所著的《无国界病人》不是一本简单的励志书籍，而是科普作品。书中所有的定义或观点都有科学的根据，不仅使人信服，更为重要的是，它们可以引导读者沿着一条线索去做深度的搜索或者研究。另外，书中很多叙述都来自作者本人与他熟悉的病患的亲身经历，具有很强的借鉴意义和可操作性。

在美国治病期间，师永刚每天坚持游泳。哈勃医生对他说："你的耐受性很好。你每天游泳很重要，锻炼可以减轻药物的副作用。"

即便有医疗药物，如果自己的身体耐受性不强，无法承受药性的副作用，治疗效果仍会大打折扣。"锻炼"虽然不能防癌，但是它可以增强人的体能，帮助人耐受治疗并尽快恢复。身体健壮的人可以自我照护，无须花钱请人。如果基础条件不佳，无论怎样努力，结果也难以理想。

第二节　运动就能预防癌症？

网上经常会有"运动防癌"的说法。例如，"所有运动选手中，唯独马拉松选手几乎没有患癌症的病例。"其实，什么运动都不能预防癌症，无论是马拉松，还是打羽毛球。

《跑步圣经》的作者乔治·肖恩在 1986 年被诊断患有前列腺癌，并于 1993 年去世，终年 74 岁。他是一名心脏病专家，45 岁那年重新穿上跑鞋，开始了自己的跑步生涯。1964 年，他与 225 名跑者一同参加了自己的第一个波士顿马拉松赛，之后又完成了 20 次波士顿马拉松赛。1969 年，乔治以 4 分 47 秒跑完 1 英里（约为 1609 米），创造了 50 岁年龄组的世界纪录。1972 年，他开始在《跑者世界》杂志撰写专栏，并成为最受欢迎的专栏作家之一。尽管作为医生的乔治·肖恩跑了几十年的马拉松，也未能预防癌症。

2017 年，86 岁的加拿大跑者艾德 – 怀特洛克因前列腺癌去世，他在 2016 年 10 月的多伦多马拉松上以 85 岁高龄完赛全程马拉松的成绩为 3 小时 56 分 33 秒。即使他跑得如此之快，也未能预防癌症。

一些网络文章声称：跑马拉松会大量出汗，从而把身体里的毒素排出体外，达到抗癌的目的。这种逻辑认为身体内的毒素是形成癌症的原因，只要把毒素排出体外就不会得癌症。

然而，科学家发现癌症并非由病毒引起，而是一种基因病。某些中文自媒体错误地引用《柳叶刀——神经病学》的一篇文章，采取无中生有、移花接木、招摇惑众的方式，将挥拍运动（如网球、羽毛球、乒乓球）说成是降低全因死亡率47%的运动。其实，这篇文章压根儿没有提到"挥拍运动"，其研究的是运动和心理健康的相关性，与降低全因死亡率毫无关系。这种以立场代替科学、胡编乱造的自媒体害人不浅。

马来西亚著名羽毛球运动员李宗伟患上了早期鼻咽癌。国际女子网球协会（WTA）官方在2017年11月20日宣布了一个令人既震惊又伤心的消息，1998年温布尔登网球公开赛女单冠军诺沃特娜因癌症医治无效，于2017年11月19日去世，终年49岁。

克丽丝·埃弗特在1974—1986年，曾赢得18次大满贯单打冠军。年近68岁的埃弗特以殿堂级人物的身份依旧活跃在网球场和电视评论席，她衣着华美，常将奖杯颁至晚辈手中。但是，2021年12月，埃弗特经历了"人生中最漫长的四天"，被确诊为卵巢癌。

尽管她一生致力于打网球，获得18次大满贯单打冠军，最终却仍未逃脱癌症的侵袭。2020年，比埃弗特小4岁的妹妹杰妮被确诊为卵巢癌，并在两年后去世。

2021年，26岁的中国乒乓球女运动员朱雨玲被诊断出患有甲状腺癌。

为什么会这样？癌症是一种基因病，无论如何跑步或挥拍都无济于事。

运动可以提高人的生命质量；运动可以增强肌肉力量；运动可以强化骨密度；运动可以提高免疫力；运动可以舒缓焦虑与压力；运动可以激发活力；运动可以便利社交，等等。但是，这些益处绝不代表运动的人就不会得癌症。

在积极参与运动的同时，我们仍要保持警惕，"早发现、早诊断、早治疗"。

第三节　谁是引发癌症的元凶？

20 世纪 50 年代早期，病毒学家们曾认为病毒是致癌的元凶。然而，经过近半个世纪的研究，科学家发现引发癌症的病毒并不存在。

癌症不是病毒惹的祸，那是谁惹的祸？答案是基因。

1989 年，发现原癌基因的两位科学家瓦默斯与毕晓普获得了诺贝尔奖。[①]

我们每个人从出生时，身体就被"预装"了癌基因。是的，每个人身上都有癌基因，它们是与生俱来的，伴随我们一生。

科学家认为癌症基因可分为两类。第一类是"正向"基因，例如 src 基因，它是一种正常细胞基因的激活型突变体。在正常细胞中，这些基因只有在接收到适当的生长信号时才会促进细胞分裂。一旦发生突变，它们就会呈持续过度激活状态

[①] 悉达多·穆克吉.基因传：众生之源［M］.马向涛，译.北京：中信出版社，2018：390.

并导致细胞分裂失控。被激活的原癌基因就如同汽车的"油门"。第二类是"负向"基因，例如 Rb 基因，它可以抑制细胞分裂。在正常细胞中，抑癌基因可以为细胞增殖提供"刹车"功能，确保细胞在接收到适当的信号后停止分裂。

健康人体内的原癌基因"油门"与抑癌基因"刹车"都能正常使用。而癌症患者体内，只有原癌基因"油门"持续作用，导致细胞不停分裂，而抑癌基因"刹车"失灵，无法得到控制。

根据世界卫生组织国际癌症研究机构（IARC）发布的2020 年全球最新癌症数据，中国已经成为名副其实的"癌症大国"。2020 年，中国新发癌症病例 457 万例，其中男性 248 万例，女性 209 万例。2020 年中国癌症死亡病例 300 万例，其中男性182 万例，女性 118 万例。中国的新发癌症病例和死亡人数均居全球第一位。

现在，癌症开始呈现年轻化的倾向。例如，乒乓球女运动员朱雨玲罹患甲状腺癌的时候才 26 岁。因此，一定要定期去医院进行体检，尤其是那些有癌症家族病史的人，更要提高警惕，因为家庭成员患同种癌症的风险较高。据估计，世界上每五个人中将会有一个人死于癌症。最可靠的方法是养成良好的生活习惯，积极参与筛查，实现"早发现、早诊断、早治疗"。

彼得·阿提亚在《超越百岁：长寿的科学与艺术》中指出："在我们的抗癌武器库中，最后一个也许是最重要的一个工具就是尽早进行主动筛查。"大多数人的癌症都被发现得太晚了，癌细胞已经生长并通过转移扩散，少有治疗方法对晚期癌症奏效。转移性癌症患者近 10 年的生存率和 50 年前一样，无一生还。如果在早期被发现，患者的存活率会直线上升。不管你是跑马拉松还是打羽毛球，这些运动都不能预防癌症。唯有尽早去医院做筛查才是理性的选择。

2023 年 9 月，美国癌症研究协会发布了 2023 年度最新的癌症进展报告：基于美国患者群体的统计发现，由于预防、早期发现和治疗方面的进展，在 1991—2020 年，美国癌症总体死亡率下降了 33%，预计避免了 380 万例癌症患者死亡。

乳腺癌、结直肠癌、肺癌、前列腺癌以及黑色素瘤等癌症的死亡率都有明显的下降。其中，乳腺癌在 30 余年间死亡率下降了 43%，肺癌在近 6 年里死亡率的下降速度更是保持在每年接近 5%；曾经令人"无计可施"的儿童肿瘤治疗也有了显著的改善，14 岁以下儿童以及 15~19 岁青少年的癌症死亡率，在 1970—2020 年分别下降了 70% 和 64%。

第四节　如何对抗癌症？

1971 年，人类开始向癌症宣战。最初，人们希望用 5 年的时间"治愈"癌症。如今 50 多年过去了，癌症仍然没有被"治愈"。

2024 年 1 月，美国癌症协会官网上公布了美国 2024 年的癌症统计报告。据估算，美国约有 200 万例癌症新发病例数，死亡人数约为 61 万。男性被确诊为浸润性癌症的终生概率略高于女性（41.6% 与 39.6%），这种风险的差异很大程度上反映了男性更容易暴露于致癌环境和不良生活方式（如吸烟）。

2024 年，美国男性和女性三大高发癌症预估如下。男性：前列腺癌（29%）、肺癌（11%）和结直肠癌（8%），三者共占据男性所有癌症病例的48%。女性：乳腺癌（32%）、肺癌（12%）和结直肠癌（7%），三者共占据女性所有癌症病例的51%。

在20世纪的大部分时间中，美国的癌症死亡率有所上升，但从1991—2021年，减少吸烟、更好的疾病治疗以及更为普遍的癌症早期筛查，使得美国癌症死亡率总体下降了33%。

在美国，癌症的5年生存率从20世纪70年代中期的49%增加到2013—2019年的69%。目前，包括乳腺癌、皮肤黑色素瘤、前列腺癌、睾丸癌和甲状腺癌等癌症5年生存率均已超过90%。

确实，忧伤中有一些喜悦，喜悦也常常伴着忧伤。50岁的彼得·阿提亚在写作《超越百岁：长寿的科学与艺术》这本书时，已经有三个读高中时的朋友在过去的10年里先后死于癌症，他们都很年轻，不到45岁。

彼得·阿提亚认为，对于癌症，我们目前面临两大难题。第一个难题是即使癌症被确诊，我们也缺乏高效的治疗方法，手里的工具包是有限的。虽然很多癌症可以通过手术切除，或者手术和放疗相结合的效果也不错，但这种方法的治疗能力基本到头了。每当癌症转移或者扩散的时候，手术的效果总是有限的。尽管转移性癌症可以通过化疗减缓，但它们总会复发，复发后更难治疗。衡量患者成功抗癌或病情得到缓解通常以5年生存期为标准。第二个难题是我们在早期发现癌症的能力仍然有限。我们几乎只在癌症引发其他症状时才发现它们，但往往那时，癌症早已从局部发展到晚期以至于无法切除，或者早已扩散到其他部位。

面对两大难题，我们应该采用"三步走"的战略。第一步，避免得癌症。这就需要尽早预防，不过，在目前情况下还是凭"运气"。第二步，采用新的治疗方法，免疫疗法具有很好的应用前景。第三步，尽早发现癌症，有效部署治疗。

彼得·阿提亚对他的病人主张进行早期、积极和广泛筛查。例如，到了40岁就要进行结肠镜的筛查，而非等到45岁或者50岁。因为大多数癌症在早期时治疗相对容易。

癌细胞和正常细胞有两个区别。其一，癌细胞的生长速度并非一定比非癌细胞快，而是不再听从身体发出的停止生长信号。其二，癌细胞能从身体的一个部位移动到不应出现的部位。

癌症不是一种单一、简单的疾病，而是复杂得令人难以置信。一项癌症基因组研究显示，每个肿瘤平均有100多个不同的突变，这些突变几乎都是随机的。少数基因作为驱动因素出现，如"常见于一半的癌症中""常见于胰腺癌""常见于乳腺癌""常见于黑色素瘤"，不过这些突变很少在所有癌症中共享，根本不存在个体基因导致的单一癌症，而是由随机的体细胞突变联合引发。乳腺癌在基因层面上与结肠癌不一样，假如两名女性都得了乳腺癌，即使处于同一阶段，其癌症基因组的差异也很大。

即使我们的局部癌症被成功治疗，也无法确定它是否已经完全消失，无法确认癌细胞是否已经扩散到其他器官。转移性癌症导致了大多数癌症患者死亡。如果要大幅降低癌症患者的死亡率，必须在预防、发现和治疗转移性癌症等方面下功夫。

通常，大多数肿瘤只有在扩散到其他器官时才会危及生命，例如乳腺癌和前列腺癌只有在转移时才会致命。即使没有这两个器官，人也能存活。当有人死于乳腺癌或前列腺癌甚至是胰腺癌或结肠癌时，往往是癌症扩散到了其他更重要的器官，如大脑、肺部、肝脏和骨骼。一旦扩散至此，致死率将会陡升。

至今，我们仍未找到癌症扩散的原因。一旦癌症扩散，就需要化疗。但化疗是一种全身性的治疗模式，无法做到只杀灭癌细胞而不损伤健康细胞。

2011年，道格拉斯·哈纳汉和罗伯特·温伯格发现了癌症的两个关键特征。一是许多癌细胞的代谢发生了改变，消耗了大量葡萄糖。二是癌细胞具有逃避免疫系统的能力，而免疫系统本应追捕并攻击癌细胞。

关于如何对抗癌症，彼得·阿提亚着重阐述了代谢和免疫两种方法。

癌症是一种基因病，由不明原因的突变引起。尽管仍然存在争议，但人们越来越重视癌症和代谢功能障碍之间的联系。肥胖和2型糖尿病在全世界蔓延，增加了多种癌症的患病风险。

美国癌症协会报告称，超重是导致癌症患病和死亡的主要因素之一，其风险仅次于吸烟。在世界范围内，12%~13%的癌症病人被认为是由于肥胖引起的。肥胖与13种不同种类的癌症密切相关，包括胰腺癌、食道癌、肾癌、卵巢癌、乳腺癌和骨髓癌。2型糖尿病也会增加患癌风险。而在极度肥胖的情况下，男性的死亡率将增加52%，女性则增加62%。

在彼得·阿提亚看来，肥胖、糖尿病和癌症之间的联系主要由炎症和胰岛素等生长因子驱动。因为肥胖造成的内脏脂肪堆积容易引发炎症，垂死的脂肪细胞会分泌一系列炎症细胞因子进入血液循环。这些慢性炎症不仅容易诱发细胞癌变，还会助推胰岛素抵抗的发展，导致胰岛素水平缓慢上升。

科学家在研究中发现了一种名为磷酸肌醇 3- 激酶（P13K）的酶家族，这种酶可以加速细胞对葡萄糖的吸收。换句话说，P13K 把细胞壁的城门打开了，使得葡萄糖大量涌入，为癌症的生长提供了能量。癌细胞具有特异性突变，既能提供 P13K 的活性，又能关闭肿瘤抑制蛋白。胰岛素犹如癌症的肥料，加速了它的生长。

代谢疗法和控制胰岛素的饮食控制都有可能减缓某些癌症的生长，降低癌症风险。已经有证据表明，调整新陈代谢可以影响癌症的发病率。动物实验表明，如果对动物进行热量限制，其癌症死亡率要比随意进食的动物低很多。看来节食，也就是少吃，对动物起到保护作用，这一原理同样适用于人类。彼得·阿提亚认为想要饿死癌症是不可能的。然而，如果我们处于从胰岛素抵抗到 2 型糖尿病的进程中，得癌症的风险就会提高。

2018 年，一项发表在《自然》杂志的研究发现，生酮饮食和 P13K 抑制剂能够改善被植入人类肿瘤的小鼠对于治疗的反应。南加州大学的一项研究发现，禁食或者类似禁食的饮食可以增强正常细胞抵御化疗的能力，同时使癌细胞更易于治疗。这种观点确实有点儿违背常理。通常都是尽可能地让化疗的病人多吃高热量食物，怎么能让病人禁食呢？

彼得·阿提亚更加倾向于通过叠加不同的方法来治疗癌症，例如将 P13K 抑制剂和生酮饮食相结合，从多方面攻击癌症。对于癌症的免疫疗法，彼得·阿提亚在《超越百岁：长寿的科学与艺术》一书中谈得比较多。免疫疗法，是利用病人的免疫系统来对抗感染或其他疾病的方法。例如，疫苗就是免疫疗法。虽然癌细胞是危险的细胞，但它仍然是人体的细胞。癌细胞已经得到进化，能够躲避免疫系统，尤其是避开 T 细胞的攻击。免疫疗法能够成功的原因在于免疫系统能识别并且杀死癌变细胞，它需要具备区分哪些细胞是有益的，哪些是有害的。

多年以来，史蒂夫·罗森伯格一直在试验白细胞介素-2（IL-2），这是一种在免疫反应中起作用的细胞因子。史蒂夫·罗森伯格所做的转移性癌症的动物试验成功了，但在对人类的试验中屡屡失败。1984 年 11 月，一位叫琳达·泰勒的晚期黑色素瘤病人参加了罗森伯格的免疫治疗试验。在她之前已经有 80 个人参加试验，没有一个人存活。罗森伯格给琳达·泰勒加大了 IL-2 的剂量，结果治疗成功了。

很多年过去了，罗森伯格及其团队改良了来自以色列的技术，即从病人的血液中提取 T 细胞，然后使用基因工程增加专门针对病人的抗原受体。现在，T 细胞被编程，用以攻击癌症。这些修饰过的 T 细胞被称为嵌合抗原体 T 细胞（CRA-T），在实验室就能繁殖，然后再注入人体。

2017 年，两种基于 CAR-T 的治疗方法获得了美国食品药品监督管理局的批准。一种用于治疗成人淋巴瘤，另一种用于治疗急性淋巴细胞白血病。即使前期屡败屡战，经过将近 50 年的不懈努力，史蒂夫·罗森伯格终于大获成功。

当前免疫疗法还在继续发展，还有一类叫作"检查点抑制剂"的抗癌免疫药物获得批准。正是免疫疗法，让 50 岁的彼得·阿提亚第一次看到了希望。尽管前行的道路十分坎坷，但免疫疗法的前景非常广阔。彼得·阿提亚告诉我们，今天存在的问题与他当年在医院做住院实习医生一样，太多的癌症在被发现时都太晚了，癌细胞已经转移和扩散。如果处于癌症早期，患者体内的癌细胞总数较少，突变的癌细胞也不多，更容易被现有药物治疗。只有早发现才能从根本上降低癌症死亡率。

彼得·阿提亚举了一个结肠癌的例子。一个患者的癌症已经从结肠附近的淋巴结扩散到肝脏，接受 FOLFOX 方案治疗，中位生存时间为 31.5 个月，有一半的人活得比这个时间长，另一半人则没有。假如病人做了三期结肠癌手术，切除肿瘤，且远处也没有扩散，使用相同的 FOLFOX 方案治疗，75% 的人还能再活 6 年，其中 67% 的人在手术后 10 年依然活着。

在几十种癌症中，5 种癌症有公认的可靠的筛查方法：肺癌、乳腺癌、前列腺癌、结直肠癌和宫颈癌。彼得·阿提亚根据自己多年来的实践，提倡平均风险人群在 40 岁之前进行结直肠癌筛查，因为结直肠癌最容易被发现，风险和收益比最大。皮肤癌和黑色素瘤通过肉眼检查就能发现。宫颈癌的检查技术也很成熟，而通过 CT 扫描就能发现肺癌。早发现的唯一办法就是积极主动地去做筛查，而不是等到身体的某个部位不舒服了才去检查。

师永刚做完手术后的某一天，朋友给他发来一篇《关于长时间加班或者夜班可能导致癌症》的文章。14 万人的实验数据显示：每年有 50 天以上工作超过 10 个小时的夜班人士，其中风、心脏疾病、癌症风险将增加 29%，办公室白领最危险。根据《中风》书中所述，做这项实验的一位博士给出了答案：长时间的夜间加班与罹患癌症、中风、心血管疾病的风险升高有关。

师永刚罹患的是肾上腺皮质癌，肾上腺疲劳是这个疾病的来源。肾上腺疲劳是一种由压力过大引起的疾病，提出这一概念的威尔逊医生认为，这种疾病是由现代世界的额外压力所引起的。肾上腺疲劳的症状包括深度疲劳、焦虑和抑郁、身体疼痛、肌肉无力、情绪波动、注意力不集中和长期失眠。威尔逊医生认为，长期的慢性疲劳和巨大的压力是造成这种疾病恶化的源头。师永刚对照肾上腺疲劳的症状，发现自己的情况几乎与上述症状别无二致。

2023 年 2 月 11 日下午，我在北京 SKP 商场四层参加了师永刚的新书《无国界病人》的分享会。真是了不起，师永刚把他罹患癌症从确诊到治疗的 3000 多个日日夜夜的故事，写成了一本将近 500 页的非虚构作品，由人民文学出版社出版。分享会的主持人马向涛医生表示，中国每年新增癌症患者 400 万人，如果一个人活得足够久，一定会得癌症。

用师永刚自己的话来说，《无国界病人》是写给广大读者的一本癌症指南，一本癌症参考书。手中有一本指南，就容易找到方向，不会多走弯路、多花冤枉钱，更不会被坑。

中国每年有四五百万人罹患癌症，但很少有人把从确诊到治疗，尤其是到美国治疗的全过程，介绍和分析中美之间癌症治疗的种种区别，如此翔实地记录下来。有人可能也有同样的体验，但不愿意写。师永刚表示他在 2019 年刚写了 2 万字的时候，就有人劝他不要写。如果写的话，师永刚就会永远被打上一个标签——癌症病人作家。到底要不要写，他纠结了一段时间，最终下定决心一定要写。

原本，我是带着听师永刚讲述如何写作一本非虚构作品的目的来到分享会现场的，而读者们更多关心的是关于癌症疾病本身的事情。带着师永刚送给我的签名书，一回到家，我便开始阅读，受到不少启发。无论这一辈子会不会罹患癌症，一定要交一个医生朋友；无论这一辈子会不会罹患癌症，一定要读一本和癌症有关的书。

第 七 章

预防阿尔茨海默病

第一节 一位阿尔茨海默病患者的故事

躺在靠近窗户的那张床上，每逢中午时分，阳光都会透过玻璃窗照在他的身上，暖洋洋的。早在五年前，他被家人送到这家养老院，从此这里就成了他人生旅程最后的家。

五年来，他从未离开那张单人病床，紧贴身体的是尿垫，尿垫下面是纯棉白色斜纹布床单。五年来，他的皮肤一次又一次地溃烂、生疮、结痂。

大约八年前的某一天，他开始失忆，后来又发展到失智。他不认识任何人，包括自己的妻子和儿女。再后来，他开始失能。他丝毫无自理能力，大大小小的事情都需要依靠他人。

一般对于"失能"的定义如下：个人正常活动的能力丧失或受到限制。这种能力主要指洗澡、穿衣、如厕、转移、节制（控制大小便）、进食等6项基本能力，以及探访邻居、独自购物、独自做饭、独自洗衣服、行走1千米、拿起5千克重物、3次蹲起、乘坐公共交通等8项功能性能力。

他的两只手被养老院的护工用约束带绑在病床的床栏两侧，以防他扯下戴在身上的尿袋和尿裤或者捞自己的粪便。他早已不会说话，只能嘶吼，发出一阵阵的噪声，没人知道这些噪声所传递的信息。

他吃的食物，无论是主食、蔬菜还是肉，都被打成糊状。由护工或家人用小勺子喂给他，或用针筒注入他的喉咙。作为一个生命体，他仍然活着，有着包括吃喝拉撒在内的所有生命体征。

与他结婚 50 年且早已退休的妻子，每天都会坐 1 小时的公交车到养老院看他，风雨无阻。妻子伺候他吃饭，帮他清洁身体。每天，年迈的妻子会从水房打一盆热水，把毛巾丢在水盆里烫过，然后再拧干，擦拭他的全身，从头到脚，每一个缝隙都不会放过。在妻子的眼中，他就像是一个刚出生的婴儿。

一年有 52 周，每逢周末，他的女儿就会驱车几十千米到养老院。

2023 年，他 78 岁，八年前他被诊断患上阿尔茨海默病。70 岁的某一天，他在自己家的客厅和卧室之间蹒跚，突然席地而坐，就再也站不起来。他的大脑已经无法发出各种指令来调动四肢完成站立动作，最终由两个家人把他从地上抱到沙发上。

他之前还能走路，但是言谈已经不行了，总像小孩似的，答非所问。家里人怕他走丢，就把他关在家里，他只能在客厅和卧室之间来回走动。再后来，他严重失忆，成了一个只有皮囊的空壳。

刚开始，他不愿意与外人交往，也不愿意动脑筋管理家中的事务。阿尔茨海默病一点一点地侵蚀着他的大脑。仅用三年时间，他就从失忆发展到了失智。最终，他被家人送到养老院。他活着，但他一直在受罪；他活着，但他的家人一直在受累；他活着，每天都在消耗着医药费。直到他78岁的一天，死神不期而至，他的家人才得到解脱。

当我读到这个故事时，心情非常沉重，有好几次都必须停下来，实在是读不下去。很长一段时间，这个故事都在我脑海中萦绕。我一直都在想，如何才能不得阿尔茨海默病。

第二节　预防工具包和诊断方法

阿尔茨海默病是以首次发现它的德国医生阿洛伊斯·阿尔茨海默博士的名字命名的。这是一种最常见的痴呆类型疾病，也是全世界致残率较高和负担较重的疾病之一。

在65岁以上的人群中，年龄每增长5岁，阿尔茨海默病的患病率就增加1倍。年纪越大，罹患阿尔茨海默病的风险越大。目前，中国的阿尔茨海默病患者已经高居全球之首，随着我国人口平均寿命的延长，中国正在进入阿尔茨海默病的高发期。

困扰我们的慢性病主要有以下四种：动脉粥样硬化、癌症、阿尔茨海默病和代谢功能障碍。其中，最难治疗的就是阿尔茨海默病。

阿尔茨海默病治疗起来比动脉粥样硬化难，因为截至目前，人们对于它如何开始、怎么减缓及预防，了解得十分有限。它也比癌症难治疗，因为阿尔茨海默病的症状一旦出现，医生也无从下手。此外，它和 2 型糖尿病以及代谢功能障碍疾病不同，似乎不容易逆转，只会越来越严重。

近年来，在社会大众的生活中，阿尔茨海默病也成了一个常见词汇，以阿尔茨海默病为题材的影视文艺作品也不少。我曾经看过一部电影——《困在时间里的父亲》，这部影片获得了第 93 届奥斯卡金像奖最佳改编剧本奖，其男演员也凭借该片获得第 93 届奥斯卡金像奖最佳男主角奖。

每年 9 月 21 日是世界阿尔茨海默病日，2023 年的主题是"立防立治无问早晚"。2023 年 10 月 25 日，华语电影导演侯孝贤的家属发表声明，证实侯孝贤得了阿尔茨海默病。侯孝贤生于 1947 年，他患病时只有 76 岁。

现在，阿尔茨海默病已属常见病，路易体痴呆症和帕金森病也很普遍。得了路易体痴呆症的病人认知能力会受影响，而得了帕金森病的病人会有运动障碍，当然，也会导致认知能力下降。

在美国，大约有 600 万阿尔茨海默病人、140 万路易体痴呆症病人、100 万帕金森病人。澎湃新闻 2023 年 9 月 21 日报道：目前，中国 60 岁及以上人群痴呆患者约 1507 万，其中阿尔茨海默病患者达 983 万。我国阿尔茨海默病的患病率不断上升，65 岁以上为 5%~6%，70 岁达到 10%，90 岁可以达到 48%。

彼得·阿提亚表示，这些疾病都是由某种形式的神经退行性病变引起的，迄今为止，没有可以治愈它们的办法。阿尔茨海默病的现状堪忧。

1906 年，德国神经病学家阿尔茨海默博士在对一名五十多岁的女患者进行尸检时发现，她的大脑存在明显的问题。她的神经元缠结在一起，像蜘蛛网一般，上面还覆盖着一种奇怪的白色牙齿状的物质，阿尔茨海默博士很震惊，于是把它画下来。后来，阿尔茨海默的同事把这种疾病称为"阿尔茨海默病"。

20 世纪 60 年代，科学家开始接受阿尔茨海默病是一种病而不是衰老的正常结果。神经学家发现，病人的认知障碍程度和他们大脑中的斑块大小有关。到了 20 世纪 80 年代，其他研究人员发现斑块中的物质是一种 β–淀粉样蛋白，他们怀疑这是导致阿尔茨海默病的主要原因。用于治疗阿尔茨海默病而开发的几十种靶向 β–淀粉样蛋白药物都没能取得成功，人们开始质疑 β–淀粉样蛋白和神经退行性病变两者之间的因果关系。

最新的研究发现，虽然阿尔茨海默病人的认知能力显著下降，但他们的大脑中几乎没有淀粉样蛋白。这样看来，β–淀粉样蛋白斑块的存在可能既不是阿尔茨海默病发展的必要条件，也不足以致病。

有科学家提出一种新的假说，他们在做动物实验时发现，在大脑供血不足的情况下，动物会出现与人类阿尔茨海默病非常相似的症状：记忆丧失、大脑皮层和海马体严重萎缩。人的大脑是一个贪婪的器官，仅占体重的 2%，却要消耗人体总能量的 20%。它有 860 多亿个神经元，每一个神经元都有成千上万个突触，创造出人的思想、个性和记忆以及做事的逻辑。阿尔茨海默病主要是一种大脑血管疾病，病人呈现痴呆症状的原因是血流逐渐减少，最终形成"神经元能量危机"，反过来损伤神经元并最终导致神经退行性疾病。淀粉样斑块和缠结出现得比较晚，它们的出现是结果而不是原因。

还有另一种假说认为阿尔茨海默病源于大脑中异常的葡萄糖代谢。从 2 型糖尿病和胰岛素抵抗中看出，长期的血糖升高会直接损伤大脑的血管系统。

2023 年 6 月，国家地理推出了一部名为《克里斯·海姆斯沃斯：挑战极限》的系列纪录片，记录了人类身体和心智的极限挑战，彼得·阿提亚也在纪录片中多次出镜。

在这部纪录片的第五集中，"雷神"的扮演者克里斯·海姆斯沃斯做了 APOE 基因检测。彼得·阿提亚对克里斯说，他携带两个 APOEe 4 拷贝，一个来自母亲，一个来自父亲，这表明他患上阿尔茨海默病的概率要比普通人高 8~10 倍。2%~3% 的人会携带这种基因。现在不会出现什么问题，但再过二三十年，它就会带来风险。阿尔茨海默病很少在 65 岁之前爆发，这就意味着我们有二十多年的时间可以利用，我们可以采用现有的工具进行主动干预，防止和延缓得上这种病。

克里斯的爷爷得了阿尔茨海默病，不仅不认识孙子，连自己的儿子都不认识了。克里斯记得自己小时候经常在爷爷的车库里玩耍，爷爷会做木匠活儿，给克里斯做过长剑、手枪和猎枪，为他的童年带来了很多快乐。然而，得了阿尔茨海默病的爷爷什么都不记得了，爷爷的处境让克里斯十分沮丧。

如果是医学 2.0 时代的医生为克里斯诊断，医生会说他现在只是经过检测发现存在患病风险，没得病就没有办法治，什么时候得了病就什么时候来治。如果是医学 3.0 时代的医生遇到克里斯，医生会让他从现在着手预防疾病。那么该怎么预防疾病呢？

彼得·阿提亚认为预防癌症的工具是不吸烟和保持代谢健

康，要想预防阿尔茨海默病，我们需要一个预防工具包和诊断方法。

首先要改变饮食模式，转向"地中海饮食"，食用富含脂肪的鱼类，多摄入单不饱和脂肪，少摄入精致的碳水化合物，补充 ω–3 脂肪酸可能有助于保持大脑健康。要禁止饮酒，e4 拷贝的携带者更容易遭到酒精的伤害。

其次就是运动。耐力运动是重点，耐力运动的项目很多，包括公路跑、越野跑、公路自行车、山地自行车、游泳、铁人三项、超级马拉松、滑冰、越野滑雪等。我擅长的耐力运动是公路跑，也称为路跑。

耐力是人类与生俱来的，是人类进化而来的一种生存能力。之前，我曾经看过菲利普·马费通所著的《耐力》。他认为耐力包含生理、化学和心理方面的机能。耐力是身体有氧系统能力的体现，最大摄氧量是衡量耐力水平的指标。现在，可穿戴产品非常普遍，智能手表和手环都能记录和计算一个人的最大摄氧量变化的情况，非常方便和快捷。

除了要进行我在第五章提到的 2 区训练，还要进行力量训练。力量训练就是我们平时所说的"撸铁"，也称为抗阻力训练。我们可以借助器械训练身体各个部位的肌肉。既可以在家里训练，也可以在健身房训练。

力量训练可能同样重要。一项针对英国近 50 万患者的研究发现，握力的大小与痴呆症的发病率呈负相关。握力最低的那四分之一（即最弱）的人患痴呆症的概率比握力最高的那四分之一的人高 72%。即使忽视年龄、性别、社会经济地位、糖尿病和癌症等疾病，吸烟等常见混杂因素以及睡眠模式、步行速度和看电视时间等生活方式因素，这种关联仍然成立。

握力是衡量整体肌肉力量和功能的有力指标，可以预测男性和女性的多种健康因素和身体结果，具有快速、安全、简单、可靠、无创、无痛、无辐射、低成本等优点，还不易受容量状态影响。近年来，很多研究都把握力作为营养状态和肌肉功能的指标来关注。我家有一个握力器，能够测量 5~60 千克的握力。

还有一个重要的干预工具是睡眠。在睡眠中，我们的大脑会进行自我修复。当我们处在深度睡眠时，大脑实质上是在"清扫房间"，清扫那些可能在神经元之间积累的细胞内废物。睡眠中断或睡眠不足都会增加阿尔茨海默患病的风险。我自己是利用智能手表来检测和管理睡眠的，同时，我也通过运动、晒太阳、服用褪黑素等方式来提高睡眠质量，效果非常好。

真没想到，还有一项干预措施是"刷牙和使用牙线清洁牙齿"。口腔健康与我们的健康息息相关，还好我一直使用牙线来清洁口腔。

研究发现，干式桑拿对预防痴呆病是有帮助的。我们需要在 82℃或更高的温度下进行桑拿，每周至少四次，每次至少 20 分钟，定期进行干式桑拿可能会将罹患阿尔茨海默病的风险降低约 65%。

拳击运动是帕金森病的主要治疗和预防策略，而跳舞对于延缓帕金森病也有益处。在《克里斯·海姆斯沃斯：挑战极限》纪录片的第五集中，德国老人在体育馆练习跳舞。不过，德国老人的舞蹈与中国的广场舞不同，舞蹈动作更加复杂。

彼得·阿提亚强调，对心脏有益处的东西也会对大脑有所增益，血管健康与大脑健康息息相关。对肝脏好的东西对大脑也好，关注代谢健康是非常必要的。遗传因素越对你不利，你越要提前进行干预，行动得越早越好，最好的方法仍然是运动。

2023年，我70岁了，已经步入罹患阿尔茨海默病的高风险年龄区域，必须引起高度重视，积极干预，安排适当的耐力训练和力量训练。

我目前做的耐力训练是规律地进行10千米以上距离的长跑，每周训练四次。周一、周四和周五休息，其他几天训练。每次训练，我要么跑10千米，要么跑1小时，我会把心率控制在140~150次/分钟，配速控制在7分钟/千米至6分40秒/千米。周日的训练时间从1小时延长到90分钟，或者110~120分钟。我会不定期参加21.0975千米的半程马拉松比赛。此外，每年我还会定期参加北京马拉松（42.195千米）比赛。

我的力量训练是在家里做的，即"居家健身"。我不喜欢健身房那种人来人往闹哄哄的环境，我喜欢独处，喜欢在没有人打扰的环境中做力量训练。总结几年来我坚持"居家健身"的体验，我认为居家健身有以下优点：

第一，便利性。无论你多富有，时间永远不够用。尽管无法延长一天的时间，但可以"高效利用好一天的时间"。显然，不用出门、开车、停车，减少了去健身房往返的时间，本身就是一种"有效利用时间"的方式。"居家健身"的最大好处是不出门就能完成健身，无形中让一天中可利用的时间增多。此外，遇到刮风下雨、下雪或者高温、严寒等外出锻炼不方便的时候，一套居家健身器械就能让锻炼更加舒适。

第二，碎片性。居家健身利用的是碎片时间，有空就健身。我家的单杠安装在走廊里，从走廊路过时就可以随手握着单杠吊 30~60 秒。如果你读书累了，即刻就可以在瑜伽垫上做几十个俄罗斯转体。居家健身可以把原来根本无法利用的碎片时间都利用起来。在家时，我经常处于多任务状态，一边居家健身，一边听网课，身体做一件事，头脑思考另外一件事，体脑分离，一举多得。

第三，亲子性。我的女儿从 7 岁就开始学游泳了，在游泳俱乐部一般都需要练习动作并进行耐力训练。开始居家健身之后，女儿就能在家里用哑铃和壶铃进行力量训练，还可以跟着健身指导视频用泡沫轴放松肌肉，做各种拉伸。没有健身指导视频时，女儿也做泡沫轴放松，但往往做几下就不做了。现在她会主动跟着视频画面把所有动作做完，只有这样才算是上完了一节课，健身指导软件起到打卡、考核和管理的作用。

第四，隐私性。尽管我已经 70 岁了，但我仍然是个健身小白，身上几乎没有能显摆的肌肉。到了传统健身房，没有肌肉、浑身赘肉的弱点会暴露无遗。常常还会有不认识的人走过来对你的动作指指点点，让人非常不舒服。我的这种体会，可能很多人都有。居家健身完全没有这种尴尬，好也罢，坏也罢，都是自己的事，保护了自己的隐私。

第五，经济性。不知道你发现没有，传统健身房赌的就是你买了健身卡之后就不去健身了。如果每个人买了健身卡之后每天都去健身，估计健身房也接待不了那么多人，早就赔本关门了。另外，传统健身房是预收款模式。媒体上常有这类报道，健身卡里的钱还没有消费完，健身房老板就关门跑路了。

如果居家健身，器械是自己花钱买的，放在家里，根本不用担心健身房老板跑路。我的居家健身器材都是在网上买的，在健身房办一年健身卡的费用足以置办一个装备齐全的居家健身空间。

很多年来，我家的客厅基本就是个摆设，一年到头都不在家里接待客人。即便有客人来访，也都约在咖啡馆、茶馆或者餐厅见面。客厅墙上的电视机也基本不开，一家人都是各看各的手机。居家健身恰好能重新启动闲置的客厅，让客厅发挥新的功能。我在朋友圈里看到很多人都把客厅改装成居家健身加书房，效果真的超赞。

不久前参加同龄人的聚会，有人说："老田，你不抽烟、不喝酒、不赌、不贪，你这一辈子活得有意思吗？"在他们看来，顺着人性活——懒、贪、抽，那才是快乐人生。

现实情况是，你在年轻的时候会被人性绑架，快乐一阵子。等你到了中年，尤其是65岁后，一大堆人性引发的健康问题会统统冒出来：插管、打吊瓶、装尿袋、挂拐杖、坐轮椅。

年轻时"快乐"的结果是自己老了以后受罪，家人受累，一辈子攒的钱都花在人生最后的几十天。反之，如果你是一个理智的人，你就能抵御人性的弱点，杜绝不利于健康的不良习惯。

对于普通人来说，你会发现那些自律的人往往健康寿命都很长，原因在于他们敢于和自己的不良习惯作斗争，每天都会把大量的时间投入锻炼、学习和社交，从而获得很多乐趣。与人性斗争也是一种乐趣！

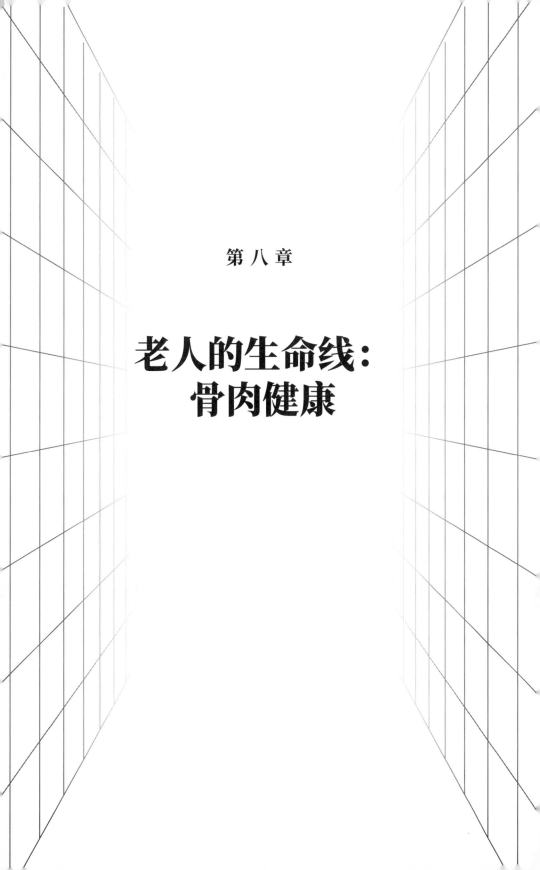

第 八 章

老人的生命线：
骨肉健康

第一节　致命的"最后一摔"

多年前的一天，84岁的雷切尔夫人被确诊为"股骨颈骨折"，被送到一家医院接受治疗。这些年，她一直使用一个金属助行架来帮助自己行走，不过在生活方面她都能自理，不用别人帮忙。她既没失能，也没失智。几年前，由于一次意外跌倒，她身体左侧的髋骨发生骨折，她接受了医生为她做的人工关节置换手术，术后身体恢复得也不错。

在住院的前几天，她开始咳嗽，女儿找了一位家庭医生给她开了一些治疗肺部感染的抗生素。然而，服药之后的疗效很不理想，持续高烧使得她神志不清，她没能扶住助行架，一下子在厨房摔倒了。这一次摔的是右侧髋骨，家里只有她一个人。等到女儿回来时，她足足在厨房的地板上躺了18个小时。

女儿把她送到医院时，医生发现她正处于低温状态且濒临死亡。她躺在运送病人的车上，整个人显得瘦小干枯。在幻觉的支配下，她的手指不停地在空中挥舞。医生注意到她的右腿看起来比平时更短，右侧膝盖也有向外侧旋转的迹象，是医学院教科书上描述的那种"缩短外旋"。

医生试图从她的胳膊上抽血做化验，没想到她一边尖叫一边用指甲抓医生，阻止医生抽血。最后，医生只好把她的两只手紧紧绑住，才完成了抽血。由于她的身体处于危险的低温状态，医生又给她盖上电热毯，希望她能恢复体温。

雷切尔夫人陷入了困境。即使不做髋关节置换手术，她也迟早会死于肺部感染。可是以她目前的身体状况，根本没有承受手术的体能。医生把这个情况告诉了她的女儿。她的女儿表示母亲是一位热爱生活的强者，她不可能躺在养老院里，依赖别人照顾了此一生。医生对雷切尔夫人的女儿说："好的，我会在病房为她注射一支强力抗生素，看看她能不能挺过这一关。"

雷切尔夫人被安排住进骨科病房的一个单间，医生通过静脉为她注射了抗生素，同时还用面罩为她提供高流量的氧气。由于意识不清，她经常会把面罩拽下来。她在入住医院的几小时里还算平静。在恍惚中，她按捺不住心中的怒火，会一次又一次地从床上爬起来。当她试图用力的时候，骨折的髋关节就会引起无法忍受的疼痛。

女儿一直在医院里陪着她，到了半夜才离开。女儿离开之后，儿子来到医院陪护，他无助地望着呻吟的母亲。医生为她注射了药物，以缓解疼痛。

到了第二天查房的时候，雷切尔夫人已经在医院待了24个小时。医生告诉她的儿子，接下来的几个小时对他母亲来说至关重要。如果他母亲的呼吸功能没有办法得到改善，那么有可能熬不过当天晚上。医生量了一下雷切尔夫人的脉搏，已出现"哒咯哒，哒咯哒，哒咯哒"的"奔马律"，这是一种额外心音发生在舒张期的三音心律。由于存在心率增快，额外心音与原有的第一心音、第二心音组成类似马在奔跑时马蹄发出的"哒咯哒"蹄声，故称奔马律。奔马律是心肌严重损害的体征，表明她的心脏功能正在走向衰竭。

雷切尔夫人正在遭受肺部感染和髋关节骨折带来的双重折磨，她在做人生最后的挣扎。到了中午，护士从病房走出来说雷切尔夫人好像不行了，请医生去病房确认一下。医生走进病房时，她已经没了生命体征。过了一会儿，医生说："这位可怜的女士终于解脱了。"

没想到厨房的意外跌倒竟成为雷切尔夫人的"最后一摔"。如果不是在厨房跌倒，雷切尔夫人的生命时钟就不会定格在84岁。她有很大的可能会活到90岁，甚至更久。

《长寿》一书的作者大卫·辛克莱表示，青少年发生髋部骨折的情况十分少见，即使有也会很快康复。到了50岁时，髋部骨折可能会影响生活，但绝不致命。年纪再大一些，髋部骨折的风险系数就会非常高。一些报告显示，65岁以上的髋部骨折患者有一半会在6个月内死亡。幸存者也会行动不便，在痛苦中度过余生。

雷切尔夫人有没有可能不跌倒，或者跌倒后不骨折呢？丰田生产方式的创始人大野耐一说："……丰田科学方法的基础……重复五次，问题的本质及其解决办法随即显而易见。"在这里，我用"五个为什么"来分析雷切尔夫人骨折的原因（见表8.1）。

表 8.1 雷切尔夫人跌倒的"五个为什么"

问题	原因
1. 为什么骨折？	因为跌倒。
2. 为什么跌倒？	因为发烧导致神志不清，身体失去平衡。
3. 为什么失去平衡？	因为肌肉力量减少。
4. 为什么肌肉力量会减少？	因为没有"锻炼"相关肌肉。
5. 为什么不"锻炼"肌肉？	因为没有"锻炼意识"和"锻炼习惯"。
根本原因	解决方案
老人自己和家人，对于"增强肌肉"严重缺乏认识。	把"增强肌肉"作为老人自身健康的优先级，做到有目标、有投入、有考核。

2022 年 12 月 29 日，国家卫生健康委办公厅委托北京积水潭医院牵头组织制定的《老年髋部骨折诊疗与管理指南（2022年版）》发布。据统计，2019 年世界范围内 65 岁以上的老年人群将达到 7 亿人，其中我国已成为全球老年人口规模最大的国家。2021 年第七次全国人口普查 65 岁及以上老年人口达 1.9 亿人，占总人口的 13.5%。中国发展研究基金会发布的《中国发展报告 2020：中国人口老龄化的发展趋势和政策》预测，2035—2050 年将是人口老龄化的高峰阶段，估计 2050 年 65 岁及以上老年人口将达 3.8 亿人，占总人口近 30%。

伴随老龄化的日趋严重，骨质疏松已成为老年人的常见病，发病率逐年升高。中国 2018 年的骨质疏松患病率已经高达 24%，而 65 岁以上老年人群的患病率已经超过 60%。髋部骨折是老年人的常见创伤，而跌倒则是最主要的原因。预计到2050 年，世界范围内老年髋部骨折患者将达到 630 万例，其中超过 50% 都会发生在亚洲地区。

据调查，我国每年的髋部骨折新发病例超过 100 万，而且这一数字还在逐年增长。髋部骨折对老年人的健康影响巨大，约有 35% 的髋部骨折幸存者无法恢复独立行走，25% 的患者需要长期家庭护理，骨折后 6 个月的死亡率为 10%~20%，骨折后 1 年的死亡率高达 20%~30%，且医疗费用高昂。

2005 年 10 月，我曾经去大阪"纳得工房"做过考察。

接待我的是"案内推广"中西京子。我换上日式拖鞋，跟着京子从四楼由上至下参观，来到三楼体验"个性化住宅"。

我在小腿上各绑一个 2.5 千克的沙袋，模拟老年人行动。绑上沙袋后，上楼梯特别困难，腿肚上的沙袋严重影响我抬腿的高度，我特别渴望楼梯旁边能有一个扶手，让我借力撑一下。

京子把我带到一个日式的样板房，里面没有床，只有日式榻榻米。我试着往下躺，但动作变得很缓慢，而且成了分解动作，费了很大劲才躺下来。京子又让我站起来，仍然很难，特别想找一个能扶的地方，让身体借力站起来。

离开了日式榻榻米，我又跟着京子去了卫生间，模拟老年人进浴缸洗澡。要想直接把双腿迈进浴缸不仅不轻松，还会由于重心不稳摔倒，发生危险。纳得工房的设计师设计了一个和浴缸一样高低的凳子，尺寸大约是 20 厘米宽，60 厘米长。凳子是固定在墙上的，和浴缸同色。老人先坐在凳子上，然后慢慢挪动臀部，坐到浴缸靠墙的一边，那里的宽度也是 20 厘米，最后再慢慢地将双脚迈入浴缸，而不是直接从地上抬腿迈进浴缸。

我绑着 2.5 千克的沙袋，模拟了老年人在卧室、卫生间、上楼梯等环境下的行动，这才明白原来现在轻而易举的事，到了老年时就会变得难上加难。老年人不仅要改变生活方式，连最基本的行走、坐卧、站立等也必须重新学习，调整姿势。

从四楼一直看到一楼，不知不觉我已经在纳得工房待了一个半小时。京子说，这些便利老人行动的助老化设计，都是来自客户体验而不是凭空设计出来的。

88岁的薇拉被澳大利亚家中地上的一块皱巴巴的地毯绊倒，重重地摔在地上，大腿骨被摔伤。家里人把她送到医院进行康复治疗时，她的心脏又出现骤停。尽管她活过来了，但她的大脑一直处于缺氧状态。从此，她就开始卧床，再也没有走过路。薇拉在92岁时溘然长逝。薇拉是哈佛医学院遗传学教授大卫·辛克莱的奶奶。

88岁的薇拉被一块皱巴巴的地毯绊倒，84岁的雷切尔没有扶住助行架。如果薇拉的家和雷切尔的家，能够按照日本纳得工房的助老化设计，重新把家改造一遍，纳得工房的中西京子将会扔掉薇拉家中那块旧地毯并为雷切尔家的厨房安装助老扶手和自动报警装置。这样一来，薇拉就不会摔倒，雷切尔摔倒后也不会在地板上躺18小时都没人知道。

第二节　科学训练：增肌与提高骨密度

伴随着年龄的增长，有两个绝大多数人之前不太关注的病症正悄悄地向我们走来。一个是"肌肉减少症"，另一个是"骨质减少症"。"骨质减少症"发展的下一个阶段就是"骨质疏松症"。

彼得·阿提亚在《超越百岁：长寿的科学与艺术》一书中

指出，人的肌肉质量早在 30 多岁的时候就开始下降了。一位
80 岁老人的肌肉组织会比他 25 岁时减少 40%。加文·弗朗西
斯在《认识身体》一书中说：髋关节具有强大的支撑作用，凸
起的股骨头深深嵌入中空的髋臼，同时其周围被人体内最强劲
的肌肉组织包裹。此时有四组肌肉在下肢运动中发挥着重要的
作用，这些组织均与行走有关，两组与髋关节运动有关，另外
两组与膝关节运动有关。迈步动作是一个非常复杂的过程，涉
及不同肌肉之间的力量平衡。此外，整个过程还与地面的平坦
程度、躯干协同运动、身体平衡状态以及对侧肢体配合有关。

包裹"髋关节"的肌肉就是臀大肌和臀中肌。解剖书上说
人体的肌肉有 639 块，臀大肌是最大的一块。跑步时我们会用
到 54 块肌肉，我们的脸部有 32 块肌肉，无论是开心、生气、
痛苦还是惊讶，都会用到肌肉。说到肌肉，有两个概念很重
要，那就是肌肉力量和肌肉耐力。

好莱坞演员阿诺德·施瓦辛格斯在《施瓦辛格健身全书》
中说，肌肉力量是指单次举起更重的重量；肌肉耐力是指更多
次地提起较轻的重量。肌肉质量是指肌肉大小、密度、强度和
功能的综合实现。此外，肌肉力量下降的速度是肌肉质量下降
的 2~3 倍。肌肉增长的原理是"用进废退"。只有刺激肌肉，
肌肉才会长，不刺激肌肉，肌肉就会萎缩。我仔细观察了一下
自己的肌肉，由于我从没有刻意练过臀大肌和臀中肌，我的屁
股瘪瘪的，穿牛仔裤撑不起来。此外，由于一直坚持做卧推，
胸大肌比较大，尽管背阔肌是上半身最大的肌肉，我的背阔肌
还是很小。由于我常年跑步，两条小腿的肌肉很发达，牛仔裤
的裤腿会被撑得很紧。

运动生理学已经确认了肌肉锻炼的基本原理。通常，使肌肉最大化的方式是使用单次能举起的最大重量的 75% 进行训练。对于多数人，使用这种重量可以针对上半身做 8~12 次动作，针对下半身做 12~15 次动作。显而易见，只刺激肌肉是不够的。为了使肌肉增长，还要吸收足够的营养（蛋白质、维生素、微量元素等），此外，休息和睡眠也要充足。只有这样，肌肉才能复原，得到修复。通过 2 区训练和最大摄氧量训练，我们训练了 1 型肌纤维，但没有训练到的 2 型肌纤维则在萎缩。研究发现，让 12 名 67 岁的人卧床休息 10 天，他们就会人均减少 1.5 千克肌肉。

如何判断一个人是否患了"肌少症"，对照以下 5 个标准：无意的体重减轻、疲惫或者精力不足、身体活动不足、行走缓慢、握力弱。只要符合其中 3 项，就表明患了"肌少症"。

一旦我们进入肌肉减少症的下降通道，想要实现逆转将非常困难。一项研究显示，62 位 78 岁的老年人参与一项为期 6 个月的训练，尽管是负重训练，其中有一半的人的肌肉质量没有得到任何提升。

由此可见，增加肌肉质量和肌肉力量这件事情，还是要趁年轻的时候做。我了解"肌少症"比较晚，从 2008 年开始跑步，跑了 15 年，完成了 130 多场马拉松。这些年来，我也练过肌肉力量，但很不系统，没有制定训练目标，三天打鱼，两天晒网。直到 2023 年 4 月，在阅读彼得·阿提亚所著的《超越百岁：长寿的科学与艺术》之后，我才下定决心要为提升肌肉力量进行训练。当然，70 岁开始练肌肉也不算太晚，彼得·阿提亚说他的母亲是从 67 岁开始练举重的。

以下是测试是否患有肌少症的三种方法：

（1）双能 X 射线吸收法（DEXA）是测量肌肉质量的标准，男性 <7.0 千克 / 身高^2，女性 <5.4 千克 / 身高^2。

（2）使用握力计测定握力。《老年人肌少症防控干预中国专家共识（2023）》将"男性握力 <28 千克，女性握力 <18 千克"视为肌肉力量下降。

（3）6 米步行测量。步行 6 米，步速 <1.0 米 / 秒为肌少症。

说完"肌肉减少症"，我们再来讲一下"骨质减少症"。

人的一生中，骨密度是不断变化的。从呱呱坠地到蹒跚学步，从青春年少到风华正茂，骨密度一直在增加，我们在 25 岁至 35 岁时处于骨密度的"上升期"，到了 35 岁时骨密度会达到最高值，之后便开始逐年下降。《超越百岁：长寿的科学与艺术》书中的数据显示：到了 65 岁左右，髋关节和股骨骨折一年内的死亡率为 15%~36%，意味着 65 岁以上髋关节骨折的人中有 1/3 的人会在一年内死去，这个数据是十分惊人的。

根据国家卫健委办公厅发布的《老年髋部骨折诊疗与管理指南（2022 年版）》的数据，我国每年的髋部骨折新发病例超过 100 万，而且这个数据还在逐年递增。髋部骨折对老年人的健康影响巨大，因其致残率和死亡率高而被冠以"人生最后一次骨折"的称号，约有 35% 的髋部骨折幸存者无法恢复独立行走，25% 的患者需长期居家护理，骨折后 6 个月内的死亡率为 10%~20%，1 年内的死亡率高达 20%~30%，医疗费用也十分昂贵。

为了预防骨质疏松，世界卫生组织将每年 10 月 20 日定为"国际骨质疏松日"。2023 年世界骨质疏松日中国主题为"强肌健骨，防治疏松"。非常巧合，我的生日正好和"国际骨质疏松日"是同一天，这也使我更加关注骨质疏松。

需要强调一下，骨密度的下降与肌肉力量下降的轨迹是平行的。测量肌肉质量的 DEXA 设备，同样可以测量骨密度。2021 年 2 月 1 日，我在首都体育学院重点实验室做了一次双能 X 射线检测骨密度。我平躺在一台设备上，一部检测仪上沿着轨道在身体上方来回滑动并发出一种射线，射线穿过人体的特定部位获取人体骨骼的强度并计算出相关数值，双能 X 射线能够准确测量骨量流失的程度，是诊断骨质减少与骨质疏松症诊断的标准。

我的骨密度数值为脊柱 1.307，双股骨均值 1.004。单看这些数字，我没有任何概念。还好，坐标图上有一个 T 值。T 值是一个相对数，临床上用 T 值来衡量人的骨密度的情况。

通常，–1<T 值 <1，表示骨密度正常；–2.5<T 值 <–1，表示骨量减少、骨质流失；T 值 <–2.5 表示骨质疏松症；T 值 <–2.5 并有脆性骨折病史表示重症骨质疏松。

我的 T 值是 1.7，这表明我的脊柱骨密度数值不只是正常，而是处于卓越水平。

坐标图上还有一个 Z 值。Z 值也是一个相对数，根据同年龄、同性别和同种族进行分组，将我的骨密度值与同龄人同性别的参考值进行比较。

–2<Z 值，表示骨密度值在正常同龄人范围内；Z 值≤–2，表示骨密度低于正常同龄人。

我的 Z 值是 2.4，Z 值大于 –2 就是正常，我的 Z 值是同龄人的几倍，这表明我的骨密度在同龄人中也处于较高水平。

这种检查是有辐射的，但辐射量很低，相当于拍一次胸片的 1/30 或做一次 CT 的 1/100，对人体危害很小，很安全。

我是如何提升骨密度的呢？

2014 年的一天，当我读到哈佛大学医学院教授约翰·瑞迪在《运动改造大脑》里的一段话后深受启发。约翰·瑞迪说："每周进行两次举重或阻力器械训练，做 3 组举重器械练习，每组重复 10~15 次，这对预防和减少骨质疏松症非常关键。即使你做遍世界上所有有氧运动，你的肌肉和骨骼还是会随着年老而退化。美国塔夫茨大学一项对 50~70 岁女性的研究表明，对于那些参加一年力量型训练的女性，其髋部和脊柱的骨密度增加了 1%。"

于是，我把没有吃完的钙片统统扔进了垃圾桶。在网上买来了杠铃杆和杠铃片，开始在家里做杠铃推举训练，基本上保持隔天一次。杠铃的重量也是不断递进的，从最初的 15 千克增加到现在的 30 千克。因为是在家训练，缺乏人保护，我从来不做大重量的推举。每组做 12 次以上，做 4~6 组。训练完之后，我还会补充蛋白质，服用维生素 D 滴剂（胶囊）。

我们都听说过"书到用时方恨少"这句话，这句话的意思是等到我们真正使用知识的时候，才发现之前自己读的书太少了，远远不够用。我们身上的肌肉和骨骼同样是一种"用时方恨少"的状况，我们常常为自己之前没有好好训练感到遗憾。

我们以后能不能不再遗憾，不再"用时方恨少"，而是"用时刚刚好"呢？这就要求我们提前主动干预，进行"靶向训练"。"靶向训练"是我借用了"靶向治疗"并结合训练重新创造的一个词。

靶向治疗全称为"分子靶向药物治疗"，指的是用靶向药物瞄准癌细胞上的分子靶点，通过干扰癌细胞生长、分裂和扩散，达到精准打击癌细胞目的。和传统的化疗药物相比，靶向治疗更加精准，能够直接打击癌细胞，并且保护大部分正常细胞不受影响。不仅效果好，不良作用还小。

健身房的教练往往关心学员的二头肌围度有多大，撸铁的小伙伴也常常晒出能硬拉多少千克。我们既不是健美运动员，也不是举重运动员，我们训练的目的很直接：一方面是预防"摔倒"，另一方面是提升日常的生活质量。

彼得·阿提亚提出一个衡量力量的标准：搬运重物的能力。搬运是人作为一个物种的超能力，是进化而来的。我们要做的"靶向训练"，不是为了增加二头肌的围度，也不是为了证明自己能够硬拉多少重量的杠铃，而是为了"提高搬运东西的能力"。

通过分解，"提高搬运东西的能力"可以具体为六种训练方式：

（1）握力训练。

（2）离心力训练。

（3）拉力训练。

（4）髋关节铰链训练。

（5）脚趾瑜伽训练。

（6）登阶训练。

为了提高搬运东西的能力我们可以做握力训练。握力是指我们用一只手来握住东西的力量。大量文献显示，中年以后的握力与总体死亡率呈负关联，握力是总体肌肉力量的代表。在很多场合下，握力更大可以使我们牢牢抓住栏杆或者物体，避免摔倒。

握力训练并不复杂，彼得·阿提亚在书中推荐了两种训练方法："农夫行走"和"静止悬垂"。做握力训练的第一种方法是"农夫行走"，我们的双手需要各拿一个哑铃或者壶铃，走上一分钟。在这个训练中，我们可以不断增加哑铃或者壶铃的重量。通过一年的训练，男性单手能够提起自己体重的一半重量，女性单手能够提起自己体重的 37.5%。这个动作看上去很简单，难度在于哑铃或者壶铃的重量是逐渐增加的。

做握力训练的第二种方法是"静止悬垂"，我们需要双手抓住单杠，然后让自己脚下悬空，挂在单杠上。40 岁的男性需要坚持 2 分钟，40 岁的女性需要坚持 90 秒。这也是一个看上去简单，但做起来难度很大的动作。我在家里安装了一根单杠，有时间就会抓住单杠吊一吊。

为了提高搬运东西的能力，我们还可以做离心力训练。无论是下台阶还是下坡，都是离心力在起作用。当我们举起一个物品时，手臂的肌肉是向心收缩的，而当我们放下这个物品时，手臂的肌肉是离心收缩的。上肢的离心力训练重点在于慢慢放下重物，尽可能延长放下的时间。在做下肢的离心力训练时，可以背一个装了重物的背包，然后慢慢下台阶或者下坡。当我们跑步的时候，跑下坡就是在训练离心力。

为了提高搬运东西的能力，我们还可以做拉力训练。在单杠上做引体向上，或者在划船机上训练，都是很好的拉力训练。

为了提高搬运东西的能力，我们还可以做髋关节铰链训练。无论是弯腰捡起掉到地板上的硬币，还是从坐在椅子上到起立，都是在做髋关节铰链，我们的臀大肌和腘绳肌都在使劲。

此外，脚趾瑜伽训练也是不错的选择。我们的两只脚是和这个世界最基本的接触点。无论我们做任何事情都离不开两只脚，都要靠两只脚来传递力量。不过，我们要么穿着袜子，要么穿着鞋，有的鞋还是又厚又宽大的鞋底，我们早已失去了用双脚来感知这个世界的能力。日常发生的崴脚、摔倒和站不稳都是因为我们的双脚不够有力。彼得·阿提亚推荐了"脚趾瑜伽"，它是训练脚趾灵活性的，我们需要用意念来控制脚趾。我对照"脚趾瑜伽"的短视频练了一下"石头、剪刀、布"这三个动作，发现自己一个动作都做不出来。我感觉"脚趾瑜伽"难度不小，头脑没办法控制脚趾的动作，看来，还需要好好练习一段时间。

此外，我也推荐大家进行登阶训练。首先，你要找一个箱子或者踏板，当一只脚踩在箱子或踏板上时，让大腿和地面保持平行。箱子不能太高，差不多30厘米就可以。先把一只脚踩到箱子上，另一只脚放在地板上，距离箱子大约30厘米。然后，身体前倾，把60%的重量放在前腿上，40%的重量放在后腿上。前脚用力踩箱子，将身体抬离地面，同时呼气，伸展髋部，在箱子上站直，后腿放到前腿的一侧。从箱子上往下走时，再次弯曲髋部，臀大肌和腘绳肌减轻负重，将前脚从箱子上移到地板上，完成吸气。每条腿各做5~6次。初次训练不负重，等到你掌握了动作要领和呼吸节奏后，可以增加重量，手握哑铃或者壶铃。

雷切尔夫人的病房外挤满了家属。护士为她整理衣服，在床上铺好新换的床单。

主治医生填写了两份证明。一份是死亡证明，另一份是火葬证明。医生需要确认患者的死亡没有可疑的地方，以免焚烧尸体，毁灭可能存在的证据。火葬证明上还需要标明患者的身上有没有植入心脏起搏器或放射性的东西。

护士告诉医生，雷切尔夫人要求火葬。雷切尔夫人的女儿问医生她母亲左边的髋关节该怎么办。医生抬起头来："抱歉，您说什么？"雷切尔夫人的女儿回答道："她左侧髋关节以前是做过置换手术的。那是个金属的人工关节，会对火葬有影响吗？"医生表示这件事情不必担心，火葬场会解决这个问题的。[1]

---

[1]　雷切尔夫人案例改编自《认识身体》一书，该书的作者是加文·弗朗西斯，由马向涛翻译。

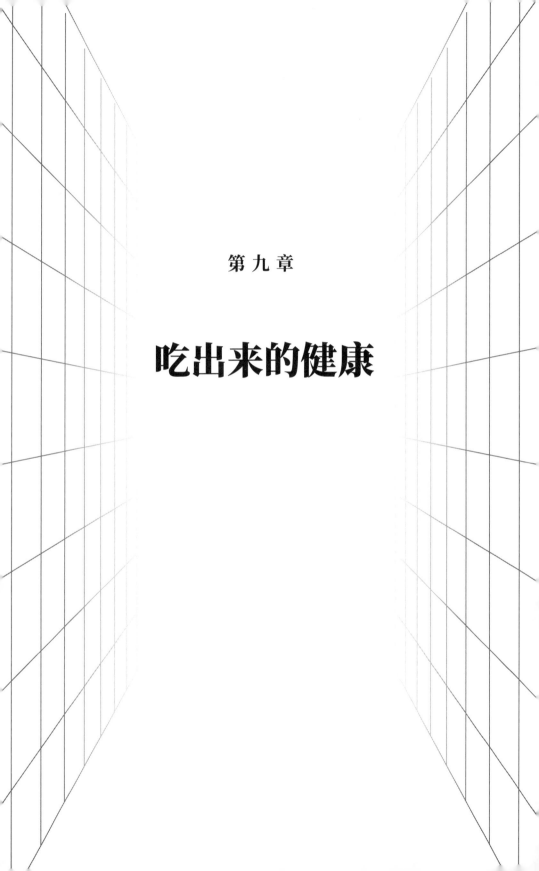

第 九 章

吃出来的健康

第一节 轻断食的科学与实践

从 2023 年 1 月 30 日起，我开始践行 "5∶2 轻断食"，我坚持了 8 周，也就是两个月。

轻断食不是完全绝食，一点儿东西都不吃。一个 "轻" 字，说明这是一种断食频率低的方式。"5∶2 轻断食" 指的是在一周时间里，仅有周一和周四 2 天断食，其余 5 天都正常进食。

如果我要锻炼，就安排在正常吃饭日，我不会在断食日锻炼。不吃东西，哪里来的能量锻炼呀？我安排周一和周四为 "断食日"，是出于避开周六周日的考虑。因为周一和周四，我的女儿都在校，我在家怎么安排自己的生活都行，不会影响孩子的学习生活。到了周末，女儿从学校回到家，一切照常。

早上 8 点 15 分，我称了一下体重：71.5 千克。要是在平常，这个时间已经吃完早餐了。现在我不能喝咖啡，吃全麦面包、鸡蛋、香蕉、苹果，只能喝一杯水。十几年来，我已经习惯于早上喝咖啡，但即便不放糖咖啡也是有热量的，轻断食这天就是要彻底断绝热量摄入，哪怕一杯咖啡都不能喝。我捧着一本书，没喝咖啡感觉有点儿六神无主，看书的专注力都不够。

从 6 点起床洗漱，到 9 点 14 分已经过去 3 个小时，我只喝了一点儿水。我有些心不在焉，看不下去书。我翻看着手机上的照片，看看我小时候的家，窗外是父亲带着我们种下的两棵杨树。如今，房子被拆了，父母先后走了，只剩下六十多年的两棵杨树。9 点 40 分，我想起冰箱里还有前几天买的柠檬，我把柠檬切成薄片，取一半泡在水里。我们一家三口很少喝烧开的热水，通常喝加冰块的水、咖啡或热茶。

小时候，我们家有六个孩子，每当我们放学回家，就对着自来水龙头喝水。直接抽上来的地下水像加了冰块一样凉爽。记得二十多年前，我跟团去欧洲十国游，餐馆在餐前给每人上一杯冰水，我接过来咕嘟咕嘟地喝完了。其他人拿着保温杯到处找热水，等我吃完饭，大巴车要开走了，还有人始终没有等到热水。没想到我小时候对着自来水龙头喝水的习惯和国外喝冰水的国际惯例无缝对接了。自己习惯喝冰水也影响了妻子和女儿。我女儿从小就养成了喝冰水、凉牛奶、凉果汁的习惯，带着女儿到国外旅行不用每天到处找热水喝。

9 点 48 分，快到中午了，我要考虑吃什么蔬菜。我之前看过路易杰·冯塔纳写的《长寿的活法》一书，他说："我认为，要想断食的效果最大化，我们不能在断食日吃动物蛋白、谷物和水果，这样，我们可以关闭对调节衰老和癌症发展至关重要的胰岛素 /IGF-1/mTOR 通路。"

路易杰·冯塔纳推荐的断食方法不是水断食而是蔬菜断食。受试者可以在午餐或者晚餐时食用不含淀粉的蔬菜，生吃或者煮熟都可以，最好淋上一汤勺特级初榨橄榄油、柠檬汁或者醋。根据路易杰·冯塔纳的计算，即使受试者不受限制地吃各种不含淀粉的食物，热量摄入也不会超过 500 千卡。

我网购了断食日吃的午餐——500 克蔬菜沙拉。

10 点 11 分，快递员送来一袋混合蔬菜沙拉，里面装了五种蔬菜，生产日期是 1 月 29 日，上市日期为 1 月 30 日，产地为山东青岛。

12 点 29 分，终于熬到了中午，我开始吃午餐。500 克蔬菜沙拉的体积有点儿大，家里没有那么大的碗来盛这些蔬菜，我在厨柜里找到一个铝合金盆。我打开包装，把蔬菜倒进铝合金盆里，按照路易杰·冯塔纳的建议，往蔬菜中淋了一汤勺特级初榨橄榄油，还有少许酱油，热量总计不会超过 100 千卡。当然，我还准备了一杯冰柠檬水。

我第一次尝试午餐吃满满一盆蔬菜。我把一盆蔬菜全部吃下去大约花了半个小时，吃吃停停。确实，吃五种蔬菜做的沙拉能让人产生饱腹感。吃完蔬菜，我喝了一杯柠檬水，过了一会儿就去睡午觉。

到了下午和晚上，我照样不能吃任何东西，只能喝水。饿肚子的感觉很不好受，需要一定的自我控制力。不过，令人最难熬的是上午那段时间，特别是 8 点 30 分到 9 点那个时间段，我特别想喝一杯咖啡，吃一片面包。

一天不吃饭，只吃蔬菜，没有热量摄入，只能维持生命的基础代谢，我既没有力气出门跑步，也没有体力打开电脑写文章，因为思考也是需要热量的。

到了晚上，我早早上床睡觉，期待着第二天早上醒来能够好好吃一顿。

万事开头难，轻断食也是如此，只要能够咬紧牙关，熬过第一周的两次轻断食，后面就容易多了。两周轻断食四次，我的体重从 71.5 千克降到 69.3 千克，减掉 2.2 千克，还是很有成效的。

轻断食背后的理论基础是热量限制。科学家们已经在线虫、果蝇、小鼠等物种身上进行了实验，实验结果表明热量限制可以减缓甚至逆转随年龄增长而发生的分子变化，从而延长个体的健康寿命。

2023 年 2 月 9 日，《自然·衰老》杂志发表了一项报告。这是美国哥伦比亚大学梅尔曼公共卫生学院巴特勒哥伦比亚衰老中心领导的一项研究，结果显示热量限制可以减缓健康成年人的衰老速度。

CALERIE™ 是"减少热量摄入的长期影响的综合评估"（Comprehensive Assessment of Long-Term Effects of Reducing Intake of Energy）的首字母缩写，实验由美国国家老龄化研究所资助。这项试验由分布在美国三个地方的 220 名健康男性和女性参加，这些人被随机分配到"25% 热量限制"和"正常饮食"小组，试验期长达 2 年。科学家们分析了在干预前基线（pre-intervention baseline）、干预后 12 个月及 24 个月这三个时间点受试者的血液样本。热量限制让参与者的生理衰老速度减缓 2%~3%。参考其他相关研究，这一速度变慢意味着死亡风险降低 10%~15%。

路易杰·冯塔纳在《长寿的活法》一书中说："我在华盛顿大学的实验室里进行的长达 18 年的临床研究证实，无论对男性还是女性，适度限制摄入热量对健康都大有裨益。对于习惯典型西方饮食的人来说，将热量摄入减少 20%~30% 的同时，以最佳供给分量提供人体必需的维生素和矿物质能从根本上改善多种心血管疾病的风险因素。"

路易杰·冯塔纳又说："我们发现，长期的热量限制可以预防那些随着年龄增长而产生的心脏动脉粥样硬化问题。这些将日均摄入热量降低到 1800 千卡的人的心脏功能和那些 15~20 岁的年轻人没什么差别。"

热量限制的好处在于抑制多种炎症通路、激活多中心细胞通路，帮助回收分子残骸，清除体内有毒且被错误折叠的蛋白质，以及那些无法正常运作的细胞器，提升抗氧化酶的浓度，以保护细胞不受自由基损害。它还可以调节修复 DNA 损伤和染色体缺陷的相关基因，显著减少细胞衰老的标志物。

路易杰·冯塔纳在美国的实验室主要研究间断性断食对于人体健康的影响，他要求受试者每周断食 2~3 次，不能吃碳水化合物、蛋白质和水果，只能吃蔬菜沙拉（600~800 千卡热量）。

第二节　内脏脂肪的危害：肚子越大，大脑越伤？

我是乡村发展基金会的联合创始人。在一次参加基金会活动时与理事长王石聊到了体重管理，他说自己一直都把体重控制在 65 千克（他的身高是 176 厘米），他还强调自己的内脏脂肪为零。我在心里默默记住了体重 65 千克和内脏脂肪为零这两个数字，期待在不远的将来我也能达到这个标准。

当时，我对于控制体重对健康有帮助是有一定认知的，我认为自己的体重维持在 72 千克上下是比较合适的，但是我对于内脏脂肪没有任何概念，对于内脏脂肪为零对身体健康有多大的影响更是一无所知。于是，我开始了解和内脏脂肪有关的信息。内脏脂肪是人体脂肪中的一种，存在于肝脏、胰脏、肾脏等脏器周围，主要在腹腔，肉眼无法直接看到。人体在贮藏皮下脂肪时也储存了内脏脂肪。

20 世纪六七十年代，物资匮乏，粮油都是配给制。我记得当时每人每月供给的食用油只有 3 两。全家 6 个孩子都处于长身体阶段，3 两食用油根本不够吃。父亲托人从乡下买回来半头刚杀的猪，猪肚子里有内脏，内脏上包着一块块白色的东西。父亲说这是脂油，放在铁锅里就能炼成猪油。炼完油剩下的油渣，父亲给我们包包子，吃起来很香，嘴巴里直往外冒油。

内脏脂肪在肝脏、胰腺中的异常积累会引发非酒精性肝病、胰腺炎等系列疾病，加快脏器的坏死进程和癌症的发展，提高致死率。内脏脂肪在椎体中增多可能会导致骨质疏松、压缩骨折、椎体退行性病变等疾病。

在 2008 年体检时，我是中度脂肪肝。跑步几年后我再去做体检，医生指着电脑屏幕对周围的实习生们说："你们看看，这个肝多干净，一点儿脂肪都没有。这种肝很多年都没看到了。"

通常，人们都是用身体质量指数（BMI）来大致估算人体是否肥胖。具体的计算方法："BMI=体重（千克）/身高（米）^{2}"。中国的 BMI 标准：18.5~23.9（正常）；≥24（超重）；24~27.9（偏胖）；≥28（肥胖）。BMI 反映了体重与身高之间的关系，避免了不同身高对体重的影响，但受到肌肉质量与脂肪质量的影响，不能反映脂肪组织的分布情况，也就是说 BMI 的精细度不够。我曾经对一个熟人说他的肚子有点儿大。他不以为然地说自己的 BMI 属于正常范围。

2022 发布的《中国居民肥胖防治专家共识》超重/肥胖筛查方法和诊断标准指出：BMI 简单易用，在临床工作和流行病学研究中被广泛应用，但其有局限性。例如：

（1）BMI 没有直接测量身体成分，不能区分脂肪量和瘦体重，肌肉型个体体重较重，易被误诊（如运动员）。

（2）对老年人身体脂肪的预测不如中青年人有效。

（3）对于特定的 BMI，一些亚洲人群（包括中国人群）具有比白种人更高的身体脂肪百分比和健康风险。

（4）BMI 与体脂肪含量及比例的关联性存在性别和年龄差异，尤其是在青春期前后男童 BMI 的变化与肌肉和骨骼等非脂肪组织密切相关，而与体脂肪量关联性下降，甚至呈负相关。

后来，人们开始用经脐部中心的水平围长即腰围（WC）来衡量人的体重是否超标。和 BMI 指数相比，WC 的颗粒度进一步细化。腰围成了定义代谢综合征的关键标准之一，被广泛使用，比 BMI 更便捷、更有效，与健康风险的关系更紧密。然而，腰围无法区分皮下脂肪和内脏脂肪，况且性别和种族也存在差异。

目前，科学技术的发展解决了精准测量皮下脂肪和内脏脂肪的问题。利用计算机断层扫描或磁共振成像可以十分精准地测量腹部脂肪的横断面或体积。由于 CT 检查的电离辐射无法避免且后处理较为复杂，相较之下，MRI 能提供一种无创、简单、精准的影像学检查方法，是目前公认的用于脂肪定量的最佳技术。

近日，《柳叶刀——区域健康（西太平洋）》上刊登的研究揭示了肥胖的又一大危害——肚子越大，大脑越伤！

这项在近万名亚洲人群中开展的流行病学分析和样本孟德尔随机化研究显示：内脏脂肪和 BMI 升高均与认知能力下降之间存在因果关系。具体来说，内脏脂肪每增加 0.27 千克，认知能力便会随之下降，相当于认知年龄衰退了 0.7 年。

ReTUNE 研究的首席研究员、纽卡斯尔大学（Newcastle Univer-sity）的糖尿病学家罗伊·泰勒教授指出："这些结果虽然是初步的，但非常清楚地表明，糖尿病患者患病的原因可能是肝脏和胰腺中的脂肪过多，无论他们的体重指数如何。"罗伊·泰勒教授解释道："肝脏中过多的脂肪一方面会阻止胰岛素的正常工作，另一方面会阻止胰腺中 β 细胞产生胰岛素。英国有 450 万 2 型糖尿病患者，其中有十分之一在诊断时体重正常，这应该给医生敲警钟。"

体验了 8 周的轻断食之后，我的体重稳定在 67.6 千克，不再往下降了。另外，我从北京和睦家医院获得了一个参加 2023 年 4 月 16 日北京半程马拉松的名额。为了备战，我必须增加碳水化合物的摄入，同时还要加强跑步训练。因此，我不再践行轻断食，从关注热量限制转为关注热量消耗。

尽管我早在 2017 年就开始使用智能手表，但我从来没有关注过智能手表上的热量消耗情况，更没有使用智能手表来进行身体的热量管理。现在，我要通过智能手表来管理热量。首先，我在智能手表的首页上把我认为重要的数据按照重要性重新排序：第一列是心率，实时显示过去 4 小时的心率曲线，包括静息心率、最高心率；第二列是热量消耗，实时累计静息消耗、运动消耗；第三列是睡眠，显示前一天晚上的睡眠质量，包括深度睡眠、浅度睡眠、快速眼动和清醒的情况。

热量管理的逻辑源于热量平衡原理。如果热量消耗与热量摄入持平，那么体重基本会维持不变。如果热量消耗大于热量摄入，体重就会下降，热量每消耗 7000 千卡，体重就会降低 1 千克；如果热量消耗小于热量摄入，体重就会上升，肥胖和体重超标的人普遍热量摄入太多。我们时常听到的"喝凉水也会长胖"不过是一句调侃的玩笑话，并不是真实的。有了智能手表就如同在身上安装了一个传感器，这才有可能真正实现健康管理。健康管理的首要目标就是热量消耗。

科学家研究发现造成重大疾病的根源就是热量供给太多而消耗太少，只要管理好热量消耗这件事，就能做好健康管理。

智能手表不能直接测量热量消耗，是通过一套复杂的算法计算出来的。热量消耗的算法需要根据心率变异性（HRV）算出的呼吸速率（呼吸频率与心率变异的频率一致）以及动态监测当前摄氧量、与身体活动强度相关的变量模型。

我摘下智能手表，翻到背面，看到一个衬衫纽扣大小的凸出的圆锥体，那便是"心率计"。上面有三颗监测心率用的 LED 灯，呈品字状，亮着绿色的光。这是一种被称作"光电容积描记法（PPG）"的技术，红色血液反射的红光并吸收绿光，绿色的 LED 灯和光敏光电二极管的组合便可以用来监测流过我手腕静脉的血液量。我的心跳越快，我的血流量和绿光吸收也会越多。每秒钟绿色 LED 灯会闪烁数百次，用以计算我每分钟心跳的次数。

早上醒来，我会看一下静息心率以及过去时间里心率的变化趋势。静息心率可以反映身体健康状况和心血管健康状况。平时我的静息心率是 48 次 / 分钟，如果我在前一天锻炼，第二天早上醒来，静息心率就会偏高。

有时，我会在户外跑 10 千米，通常，我会先跑 3 千米来热身，把心率控制在热身区间（115~127 次 / 分钟），从第 4 千米开始提速，把心率控制在燃烧脂肪区间（128~140 次 / 分钟）或有氧区间（141~153 次 / 分钟）。当剩下最后 1 千米时，我会用更快的速度跑，心率会上升至临界心率（154~166 次 / 分钟）或更高。跑完步，我也会根据智能手表的数据来了解心率的恢复状况。

我在智能手表的 App 上点击"健康统计"栏目，找到"热量消耗"，然后进入，看到最近一周的热量消耗统计。点击前一天，随即跳出一个"卡路里详细信息"的页面，上面显示基础消耗和运动消耗，两项相加即为总热量消耗。基础消耗就是维持一个人每天正常生命运转所需要的热量消耗，智能手表根据算法计算出我的基础消耗是 1742 千卡。另外一项运动消耗包括我的日常活动，如在家走动、做家务、跑步和其他锻炼的消耗等。在以往的数据中，有时运动消耗会大于基础消耗，有时则会小于基础消耗。

在 2023 年 4 月 5 日最后一次轻断食后，我恢复了正常的一日三餐，每天大概摄入 1700~2000 千卡的热量。以下是 2023 年 4 月 6 日我正常一日三餐的热量摄入情况：

早餐：一块玉米饼（200 千卡）、一碗红豆粥（80 千卡）、两枚鸡蛋（150 千卡）、一杯不加糖的咖啡（100 千卡）。早餐的热量共计 530 千卡。

午餐：一个香辣鸡腿堡（485 千卡）、一杯可乐（107 千卡）、一包薯条（225 千卡）。午餐的热量共计 817 千卡。

晚餐：一份猪肉水饺（600 千卡）。晚餐的热量共计 600 千卡。

2023 年 4 月 6 日，我的总热量消耗是 2960 千卡，基础热量消耗 1742 千卡，运动热量消耗 1218 千卡。一日三餐总热量摄入 1947 千卡。总热量消耗减去总热量摄入，我的热量缺口是 1213 千卡。我一天中的热量消耗主要分为基础消耗、运动消耗和身体活动消耗。运动消耗就是有意进行某种形式的锻炼；身体活动消耗是工作、劳动、做家务以及通勤过程中的消耗。2023 年 4 月 6 日，我的运动消耗为 985 千卡，身体活动消耗 233 千卡。不过，智能手表并没有单独显示身体活动消耗这一项，这是我自己算的，这也是智能手表需要改进的地方之一。

为了管理好热量消耗，我每天都要计算饮食的热量。网上有很多方便快捷的工具可以使用，可以直接在网上搜索。

有一段时间，我每天早上都会去附近的餐馆买四根刚出锅的油条带回家。我吃两根，妻子和女儿各吃一根。后来经过计算我才知道，一根油条大约 10 克，热量却足足有 500 千卡，早餐吃两根油条摄入的热量是 1000 千卡，我需要跑一场

21.0975 千米的半程马拉松才能抵消这么高的热量摄入。

周日是我的热量消耗日。智能手表显示周日的基础消耗是1742 千卡，运动消耗 2684 千卡。准确地说，这应该是身体活动消耗，其中包括跑步 90 分钟、做家务、步行逛街等。总之，到了周日，我努力把热量消耗提高到 4000 千卡以上。终于，我的体重降到 66.2 千克，距离 65 千克的目标不远了。

6 月初，为了备战秋季的北京马拉松（全程距离 42.095 千米），我参加了一个马拉松训练营。每逢周日，教练都会在训练课表上安排长距离跑，如 12 千米、14 千米、16 千米、18 千米、20 千米、22 千米，以积累参赛所需运动量。

我通常在晨跑前不吃任何东西，包括饭、水果、饮料等。我为什么选择空腹跑步呢？这与"代谢灵活性"有关，代谢灵活性就是身体在利用碳水化合物与脂肪时的切换效率。如果你在跑步前吃了东西，跑步时身体主要消耗的就是碳水化合物。反之，如果你空腹跑步，身体会更多地消耗脂肪。身体到底是消耗碳水化合物还是脂肪，是由身体的生理系统决定的，而非个人意志所能控制。根据我自己的体会，这里同样有一个"用进废退"的问题。身体从消耗碳水化合物切换到消耗脂肪，也是需要训练的，如果不进行训练，你切换到消耗脂肪的机制可能会变得迟钝。

我一周会跑 4 次步，每次都是空腹跑，不过距离都不长，一般都是 10 千米，最长也只有 14 千米。我第一次尝试在没有任何补给的情况下空腹跑完 18 千米，我的体重有所下降。当我第二次空腹跑了 20 千米后，我的体重下降到 65.6 千克。当我第三次空腹跑了 22 千米后，我的体重降到 64.7 千克，这是我二十多年来最轻的体重。

我拿自己做长距离空腹跑的实验，结果表明我的内脏脂肪明显降低。如果我没有亲自尝试，就不会有这种体会。我的教练都建议在长距离跑步时喝功能饮料来补充能量，不然可能会有低血糖的症状。

我没有看过介绍 70 岁老年人空腹跑 22 千米的先例，我也担心如果途中出现问题怎么办。我带了一支能量胶，如果上肢麻木就尽快补充能量，结果没用上。

实践证明，即便到了 70 岁，照样可以拥有年轻人一样的"代谢灵活性"，也可以通过长距离空腹跑消耗腹部脂肪和内脏脂肪。

第三节 "营养 3.0"目标指导下的科学饮食模式

当人们讨论"饮食"和"营养"的时候，讨论的内容往往与"科学"无关。由于讨论"营养"这个话题的门槛很低，几乎每个人都能发表意见，相当多关于"营养"的主张都很荒谬。例如，有人的研究成果是每天吃十几颗榛子，未来 30 年的死亡率就会降低 20%。由于我们对于饮食如何影响健康知之甚少，让许多自命不凡的营养专家钻了空子，他们都声称自己知道真正的饮食方式。在亚马逊网站上陈列着 4 万本饮食书籍，有相当多都是不靠谱的。由于"饮食"和"营养"这个领域"水太深"，江湖术士太多。

彼得·阿提亚认为，我们讨论的不应仅是"饮食"，而是"营养生物学"。要把它从意识形态、宗教、情感领域中拉出来，回到科学领域。彼得·阿提亚将这种新方法称为"营养3.0"：科学严谨、高度个性化并且由反馈和数据驱动。

"营养3.0"的目标是在增加肌肉的情况下，减少热量的摄入。为了实现这一目标，我们必须减少热量摄入，增加蛋白质摄入，还要坚持运动。

为了实现目标，我们有以下三种战略可以选择：

热量限制（CR）：控制热量摄入的总量。总体上就吃得少，不关注吃什么或者什么时间吃。这是健美运动员常用的方法。可问题在于，需要完美无缺地记录吃下去的所有食物，也就是"勤记录"，还要"抗诱惑"，抵制吃零食的冲动，对普通人来说实在是很难坚持。

饮食限制（DR）：选择一种食物，然后不吃这种食物。例如，控糖、控制脂肪、控油、控肉等。

时间限制（TR）：把进食的时间控制在一定的时间范围之内，这个时间之外则坚决不吃任何食物。

我们先讲热量限制。我们摄入了太多身体不需要或者消耗不了的热量。这么多热量要有一个去处，那就是"皮下脂肪"，当"皮下脂肪"存放不下时，多余的脂肪就会溢出，进入肝脏、内脏和肌肉。

那么，是不是只要限制热量摄入（也就是我们平常说的少吃），就能延长寿命呢？我们经常听到"吃饭只吃八分饱"的观点，是不是正确的呢？彼得·阿提亚给出了答案：不一定对。

早在2009年7月，《科学》杂志就发文声称被限制热量摄入的恒河猴的寿命要比那些随意进食的恒河猴活得长久。三年后，2012年8月的《泰晤士报》报道却指出，严格控制饮食并不能延长恒河猴的寿命。

仅仅过了三年，两个研究的结果就截然相反，原因在于两个项目对照组的猴子吃的食物不同。美国国立卫生研究院提供的猴粮中含糖量达 40%，而威斯康星大学猴子的食物中含糖量为 28.5%。于是，食用含有 40% 糖的猴粮的威斯康星对照组的猴子，因为食物没有限制热量，随意进食，出现了胰岛素抵抗和前驱糖尿病症状。相比之下，在美国国立卫生研究院的对照组实验中，只有 1/7 的猴子患上了糖尿病。

彼得·阿提亚分析这两个案例后得出结论：饮食的质量和数量同样重要。这两个案例带给我如下启示：

（1）要避免糖尿病和相关代谢障碍，必须杜绝高热量食物，限制糖分摄入。

（2）热量摄入和癌症风险的关联，热量限制的猴子癌症发病率低于 50%。

（3）食物的质量和数量同样重要。食物质量不在于"色香味俱全"，而在于营养质量。

（4）饮食质量高，新陈代谢就会很健康。如果食物本身热量不高，就没有必要少吃。

不是所有人都需要大幅减少热量摄入的。只有代谢本来就不健康或者营养过剩的人才有必要限制卡路里，少吃食物。长期和过多的热量限制会降低免疫力，更容易出现恶病质①，还会

———————

① 恶病质亦称恶液质，表现为极度消瘦、皮包骨头、形如骷髅、贫血、无力、完全卧床、生活不能自理、极度痛苦、全身衰竭等综合征，多由癌症和其他严重慢性病引起，可看作由于全身许多脏器发生障碍所致的一种中毒状态。此症的发生多指机体处于严重的机能失调状态。

减少肌肉量。特别需要强调的是，对于老年人，热量限制可能弊大于利。由此可见，"吃饭只吃八分饱"的传统说法可能并不适合于所有人。

我们再聊聊饮食限制。营养过剩和代谢不健康已经成为一种常态，非常有必要进行饮食限制。此外，这是一个非常个性化的问题，每个人的情况都不一样，没有统一的标准，要根据自己的需要找到一种适合自己的饮食模式。要做到这一点，需要研究营养生物学，科学调控四种宏量营养素——酒精、碳水化合物、蛋白质和脂肪。

酒精的热量密度很高，对于新陈代谢的影响很大，它对于健康毫无益处，必须加以控制。饮酒对于长寿的影响是负面的，乙醇是一种致癌物质，长期饮酒与阿尔茨海默病有很强的相关性。所谓的"适度饮酒"有益健康的研究也是存在争议的。

碳水化合物是我们身体的主要能量来源，不同的人对于碳水化合物的需求也不一样。一个经常运动的人每天很容易摄入并消耗掉 600~800 克碳水化合物，而久坐不动的人如果也摄入这么多的碳水化合物，用不了多长时间就可能得糖尿病。

每个人对于碳水化合物的反应是不一样的，那么，如何判断自己究竟需要多少碳水化合物呢？碳水化合物能否被计量，能否通过数字化工具进行实时管理呢？现在，这个问题已经有了进展。科技进步使我们有了优秀的可穿戴设备——"动态血糖检测"（CGM），它可以帮助我们了解自己对碳水化合物的耐受性以及对特定食物的反应。

如同智能手表可以实时监测心率、睡眠数据一样，作为可穿戴设备的 CGM 能够实时监测人在摄入碳水化合物之后的血糖变化。我们可以根据血糖水平进行快速调整，降低血糖平均值，令血糖曲线趋于平稳。

动态血糖检测设备包括传感器、发射器和接收器三个部分。其中，传感器需要插入皮下组织，连续测量血糖。我在网上看到一款国产的 CGM 产品，传感器和发射器一体化设计，外形相当于一枚一元人民币硬币，佩戴在腰部，通过柔性软针植入皮肤。该产品号称可以每三分钟自动测量一次血糖，佩戴 1 次可以进行 7200 次血糖监测，使用寿命为 15 天。

尽管医学 2.0 的观点认为只有得了糖尿病的人才需要检测动态血糖，因为检测是为了治病，彼得·阿提亚却建议健康人群也要检测动态血糖。在检测动态血糖一两个月后，使用者可以了解哪些食物会使自己的血糖和胰岛素飙升，从而开始尝试调整自己的饮食模式，让血糖曲线更加平稳。掌握这一知识后，大多数用户就不再需要佩戴 CGM 了。

更多健康的人使用 CGM 后，我们就能获得更多的数据，这些数据能够帮助我们找出各种各样的规律，助力实现预防疾病的目的。

推广使用可穿戴设备 CGM 的这段经历，让彼得·阿提亚观察到 CGM 用户的体验大致分为两个阶段：

第一个阶段是"观察阶段"。新手用户渴望尽快了解不同的食物、运动、睡眠以及压力如何影响血糖。大家也会看到自己喜欢或者习惯于吃的东西是如何使血糖飙升的，但对于某个特定食物的血糖飙升情况有时也因人而异。我看到过一个佩戴 CGM 之后的水果血糖测试。对 A 来说，西瓜对血糖的波动影响最大，其次是葡萄，影响最低的是桃子。而对 B 来说，水果并未造成血糖剧烈的波动，只有杏子的血糖峰值稍大于火龙果和桃子，但都在正常范围内。参与血糖测试的人群对于水果的反应存在比较大的个体差异。例如，被贴上健康标签的玉米饼，有的人吃了血糖就会飙升，有的人则不会。在 CGM 的血糖测试面前，"只吃八分饱"成了一句笑话。

第二个阶段是"行为阶段"。由于已经了解食物对于血糖的影响，于是人们就会产生选择性的进食行为，自然而然地改变饮食模式。在这个阶段，初期的观察者就变成成熟的管理者。通常，使用 CGM 的第一个月以洞察为主，随后便会发生行为的改变，形成新的习惯。一旦形成习惯，就很难改变。这就是"工具"的力量，这个时候人们的行为已经被"工具"改变了。

CGM 告诉我们，每个人的碳水化合物耐受性受如运动水平、睡眠质量等因素的影响。像我这样日常坚持 2 区训练 1 小时，周末跑一个半程马拉松，同时还要撸铁做力量训练的人，每天可以吃更多的碳水化合物，因为每天的运动都能将这些碳水化合物消耗掉。另外，基本上每天都能保证 7 小时 30 分左右的睡眠。

彼得·阿提亚在观察使用 CGM 的诸多案例后，总结了如下经验：

（1）不是所有的碳水化合物都是一样的。越精细的食物就会让血糖飙升得越快，加工粗糙的和含有纤维的碳水化合物对血糖的影响较小。

（2）大米、燕麦和糙米也会引起血糖飙升。

（3）对于降糖来说，有氧运动是最有效的，高强度运动和力量训练会使血糖在短时间内升高。

（4）睡眠质量的高低严重影响血糖。

（5）非淀粉类蔬菜如菠菜和西蓝花对血糖没有影响。

（6）富含蛋白质和脂肪的食物对于血糖没有影响。

（7）CGM 创造了自己的"霍桑效应"，当你被 CGM 记录下所吃下的食物与血糖升降的数据后，其实，你就是被 CGM 观察的样本。人在被观察的情况下，做事情就要三思而后行了。

接下来，我们讲讲蛋白质。补充蛋白质会增加肌肉，年纪越大越需要蛋白质，没有蛋白质就不会有肌肉。一项对照研究显示，62 位身体虚弱的老年人在进行 6 个月的力量训练后，他们的肌肉没有任何增长。而另外一组老年人在进行力量训练的时候补充了蛋白质，他们的肌肉平均增加了大约 1.5 千克。

现在的问题是，多数人的蛋白质摄入量与身体生长需要的蛋白质的量相差甚远。要想增加肌肉质量的话，更需要多吃蛋白质。蛋白质不要一次性吃，应该在一天中分散摄入。目前，还没有人开发一款针对蛋白质检测的 CGM，需要自己试错。大多数人也无须担心蛋白质摄入太多，因为身体会自动把多余的蛋白质通过尿液排出。

对于老人来说，蛋白质摄入得越多越好。传统的所谓老人要吃清淡一点儿的观点是没有科学依据的。记得在新冠大流行期间，张文宏医生倡导大家少喝粥多吃鸡蛋，就是在强调我们需要补充蛋白质。一项对两千多名老人的研究发现，补充蛋白质最多的人（约占卡路里摄入量的 18%）比补充蛋白质最少的人（约占卡路里摄入量的 10%）保持更多的肌肉。随着年龄的增长，蛋白质摄入不够的那些人将会付出很大的代价。

最后讲一下脂肪。对于健康来说，脂肪是必不可少的，但摄入过多脂肪也会造成问题。脂肪不仅热量高，还会提高低密度脂蛋白胆固醇，增加心脏病患病风险。广义的脂肪分为饱和脂肪酸（SFA）、单不饱和脂肪酸（MUFA）和多不饱和脂肪酸（PUFA）。没有哪一种食物只包含一种脂肪。橄榄油和红花油是最接近单不饱和脂肪酸的，棕榈油和椰子油是最接近饱和脂肪酸的。不同的油所含的脂肪类型和比例各不相同。最好的脂肪摄入比例为 50%~55% 的单不饱和脂肪酸和 15%~20% 的饱和脂肪酸，其余为多不饱和脂肪酸。彼得·阿提亚也认为脂肪的事情比较复杂，没有统一的标准答案。首选含有单不饱和脂肪酸的初榨橄榄油和高单不饱和脂肪酸的植物油。

间歇性禁食已经成为一种时尚的流行文化，然而，彼得·阿提亚却质疑这种禁食的有效性。尽管禁食在社交媒体上被讨论得很热烈，有很多关于讲述禁食的畅销书，但这方面的科学文献相对薄弱。禁食也会导致肌肉流失。2023 年，我进行过 8 周轻断食，体重减少 6 千克，肌肉也随之流失了。彼得·阿提亚建议，不要过度考虑营养问题，放下书，出门去运动是最好的。禁食是减少热量摄入，而运动是加大热量消耗，只要热量消耗大于热量摄入，你就会更健康。

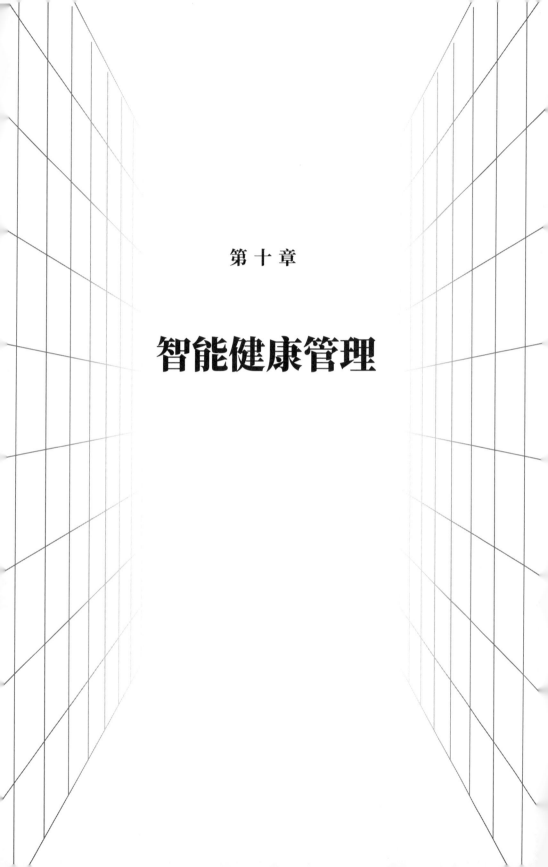

第 十 章

智能健康管理

第一节　健康管理实录：老汪和小汪

早上 6 点，狮子湾村的山丘上笼罩着一层薄薄的白雾，气温 9℃，湿度 90%，地面很潮湿。71 岁的老汪正在院子里小跑，跑了 20 多分钟后，他的身体微微发热，老汪低头看了一下戴在手腕上的智能手表，上面显示：心率 110。他平时在家的心率是 80~90 次 / 分钟，快步走时心率就会高一些。在北京工作的儿子小汪在电话中告诉老汪，运动时只要把心率控制在 130 之内就没问题。结束晨练后，老汪回到屋里做早饭。他把洗好的玉米、红薯放进锅里蒸，还煮了两个鸡蛋，小汪吩咐他要多补充蛋白质。

吃完早饭到了 7 点 30 分，小汪发起视频通话，老汪会将智能手表上的数据如静息心率、最高心率、睡眠状态、血氧饱和度等告诉小汪。老汪和小汪的视频通话，既有点儿像医生和患者的远程问诊，也有点儿像跑团里的每日打卡。小汪问的和老汪答的都是数据，而这些数据全部来自老汪 24 小时不离身的智能手表。

2018 年 5 月的一天，清晨 5 点多，老汪突然感觉心脏有点儿痛，"心里面发冷，身上冒热汗"。当时老汪正站在山坡上，出席村里一个熟人的出殡现场，他是来帮忙的。旁边的人发现老汪有点儿不对劲，就赶快找人开摩托车送他去距离最近的镇卫生院。摩托车师傅怕他从车上掉下来，用绳子把他拦腰绑在摩托车上。摩托车开得很慢，3 千米的路足足开了 15 分钟。

到了卫生院，还没上班，老汪使劲敲门。

护士问："什么事？"

老汪说："来找你们救命。"

护士说："要等上了班再来，你先去拿身份证。"

摩托车师傅又赶紧载老汪回家，老汪家离卫生院不远，大约 500 米。到了家，老汪打发走摩托车师傅，翻开抽屉找到身份证，坐在沙发上浑身开始发抖。等到好了一点儿，他就往卫生院走，仅仅走了 100 米他就再也走不动了。刚好遇到一个村里人开着小车经过，把他送到了卫生院。

回到卫生院，护士喊来了出急诊的医生。医生看了一下，让他在舌头下面含了一颗药，不一会儿，他感觉透气了。紧接着，医生又给他做了各种检查。医生说："你不能回家了，今天晚上要住在镇卫生院。另外，赶快给你的子女打电话，让他们马上回来。下一步，要去大医院做手术。"

尽管这是一个镇卫生院，但由于近年来农村人心肌梗死和中风的发生频率增高，医生也积累了处理心脑血管疾病的经验。当天晚上，老汪又发作了一次，状况几乎和早上一模一样，医生很快做了处理。

第二天下午，在北京工作的小汪一家三口赶回来了。小汪和镇卫生院的医生商量后，决定即刻将老汪转院到一家医学院。医生说："心肌梗死这种病就是要抢时间，越早越好。"小汪找村里的亲戚借了一辆车，路上开了2小时，凌晨1点左右到了医学院。这所医院建于1974年，心内科有独立的CCU和心脏介入治疗中心，是川东北地区规模最大、最早开展心脏介入诊疗技术的中心，每年常规完成各类心脏介入诊疗手术四千余例。

到了医院，他们给老汪挂了急诊号。医生表示，现在做不了心脏造影，因为不是疼得最厉害的时候。

医院的住院部大楼共有16层，小汪推着老汪到了4楼心内科，电梯门一开，他们都惊呆了：楼道里搭满了简易的行军床，空气中弥漫着各种药水的气味。像老汪这种得了心肌梗死的病人，住满了整整一层楼，过道两侧躺着的都是病人，排队等着安装支架的人实在太多了。

办好了住院手续，小汪把老汪安顿下来。病人太多，医生太忙，老汪在医院住了两天后，才轮到主任医师给他诊断。由于病人太多，病房都是男女混住。有等着安装心脏起搏器的80多岁的老奶奶，还有一个和老汪年龄相仿的女士，她血管堵塞要装支架。

老汪的诊断结果出来了，左冠状动脉堵了90%，右冠状动脉堵了70%~80%。小汪把病历拍了照片，发给北京一家医院的心内科主任医师徐博士，徐博士回复他必须立刻安装一个支架救命，康复时必须戒烟和运动。

到了第二天查房时，医生说："老汪，你两条主动脉都堵了，要装一个支架还是两个支架？"小汪替老汪回答医生说："只装一个。"

安顿好了老汪，小汪又给在南京工作的妹妹打了电话，告诉她父亲要做支架手术的事情，让她尽快从南京回来一趟。

小汪又去住院部预存了 2 万元保证金。做完支架手术还需要留院观察十几天，小汪又忙着去医院附近租房。路过医院外一条街上的小店时，老板娘向他推荐土鸡和土鸡蛋。小汪买了一些土鸡蛋，然后就问老板娘附近哪里有出租房子的，老板娘给了小汪一个电话。他很快联系到房东，离医院 10 分钟路程，是个一层的两居室民房。另一个房间的租客是从甘肃天水来的，他的爱人出车祸成了植物人，和岳母轮流换班照顾，也住在住院部。小汪租好房子，又开车回到老家，接上妻子和 3 岁的女儿，带着锅碗瓢盆、被子、床单等必需品回到出租屋。

到了做支架手术那天，医生又问："是装国产的支架，还是进口的？"小汪说："国产的就行。"之前，小汪就咨询过北京大学第三医院的徐博士这两种支架的区别。徐博士说："能进入医院体系的国产支架在质量上和进口支架没什么差别。"

安装支架的手术做了大概 40 分钟。回到病房，老汪感觉呼吸要比以前舒畅多了。在医院住了两周，老汪就回家了。做支架手术的费用包括住院费、医药费和支架费，一共花了两万多元。国家农村医疗保险报销一半，个人出一半。

65 岁时的一次心肌梗死彻底教育了老汪。回到家，他就把抽了 50 年的烟戒了。老汪说："看见有人在面前抽烟，我都走到半开去（四川话，意思是躲远点），闻到那个烟味真难受啊。"他也不再参加村里人组织的各种聚会，"就在家里，煮个饺子，煮个面，下把青菜挺好的。"他的生活方式完全改变了。

每天早上，老汪会做20分钟原地小跑训练，然后再做10分钟壶铃摆动训练，还会给老伴拍跳舞和耍壶铃的短视频。早饭后，老汪穿上小汪买的徒步鞋，沿着防火道往返10千米，做徒步运动。吃了午饭后，会稍微睡上一觉，然后烧水喝茶。到了下午3点，老汪会从另外一条路线散步，散步后回家做晚饭。吃完晚饭，再去跳广场舞。

闲下来的老汪，抽空把手环上的数据同步到手机上，然后将手机屏幕截图发到家庭群里，完成每天的运动打卡。有一段时间小汪在视频中看见老汪没戴手环。一问才得知，用了两年的手环坏了，充不了电了。老汪的手环很便宜，不到两百块钱。正当小汪考虑给父亲重买一只手环时，他看了我发在"爸妈扛衰老"公众号上的一篇题为《看看，如何让科技帮助爸妈长寿》（2023年1月15日）的文章。

文章介绍了彼得·阿提亚凭借他的长寿理念与实践经验创办了一家长寿科技企业——Early Medical。这是一个尚处于打造阶段的数字平台，阿提亚表示，这个数字平台在未来会将科学研究、医学治疗的成功经验整合起来，为用户提供为期12个月的长寿健康服务，具体安排如下：

前两个月：为用户搭建长寿基础框架。通过了解用户遗传基因，阐明用户个人生理状态，初步识别最有可能侵蚀用户寿命和健康的因素。

第三至第四个月：洞悉"四骑士"疾病（心脏病、癌症、阿尔茨海默病、2型糖尿病）。了解终止生命的四大常见疾病，通过判断用户家族中这四种疾病的遗传风险，完善用户的个人风险叙述。

第五个月：提前干预实验。告诉用户长寿健康个人风险的成因并提供相关技术进行监测和干预，主动降低风险。

第六个月：筛查与诊断。这一阶段通过癌症筛查和其他诊断方案完善用户重大疾病风险的评估，让用户更了解相关疾病的成因。

第七个月：睡眠策略。从这一阶段开始，项目进入用户的日常习惯部分，从睡眠这个关键环节入手，让用户认识睡眠的重要性，判断睡眠质量的优劣，并提供个性化的睡眠方案。

第八个月：营养策略。让用户了解营养框架，制定个性化的营养计划并监督用户新陈代谢健康目标的进展。

第九至十个月：锻炼身体。根据用户的目标和年龄提供锻炼建议，提供涵盖身体健康四大支柱[①]的个人锻炼方案，帮助提高平衡能力、力量和最大摄氧量。

第十一个月：药物和补品。为用户提供药物和补充剂的基础框架，让用户在关键医疗中能够与医生更好地交流。

第十二个月：情绪健康。开发一个情绪健康工具箱，将用户的个人目标和风险纳入所有领域。

阅读这篇文章后，小汪很受启发，和我电话沟通了半个小时。最终，他从网上给父亲买了一块智能手表。很快，老汪就收到了手表，真皮表带和大表盘很适合他。小汪又在电话里指导了一番，老汪就会用了。现在，老汪已经可以很熟练地使用智能手表，他每天都会把自己的健康数据分享到家庭群里。又

---

① 健康的四大支柱是指积极乐观的心态、充足的睡眠、适量的运动和均衡的营养。

过了一个月，当长寿科技社群开始招募学员时，小汪第一时间就报名了。

第二节　实用的可穿戴设备与必要的健康检测

2020 年 9 月，《柳叶刀——数字医疗》发表了一份关于可穿戴设备跟踪用户心率、身体活动和睡眠质量等健康指标，结合用户的人口统计学特征以及病史，促进用户改善健康和预防心血管等疾病的个性化方法的报告。

随着可穿戴设备的日益普及，研究人员可以大规模收集静息心率、心率变异性等在以往难以获取的数据指标。这项研究是迄今为止最大型的 HRV 研究之一，数据源于全球 74 个国家八百多万 Fitbit[①] 用户。试想一下，如果没有可穿戴设备来跟踪和传输来自 74 个国家超过 800 万 Fitbit 用户的静息心率、心率变异性数据，而是依赖于传统的诊所医生和护士对患者进行一对一的测量来收集静息心率数据，这项研究将是难以完成的。

2023 年 7 月，《自然》杂志发表了一篇文章，探讨可穿戴设备为持续监控、远程护理老年人带来的可能性。传统的健康评估手段依赖于医院或者诊所的就诊、患者与医生和护士的面对面交流以及每年定期体检，这些方式既不便且价格昂贵，分析结果还很滞后，更不用说全年全天候的实时、连续检测、互动与评估，这远远无法满足快速增长的老龄化社会对医疗保健

[①] Fitbit 是一家位于美国旧金山的新兴公司，其记录器产品名扬世界。该公司由一支朝气蓬勃的团队组成，致力于研发和推广健康生活产品，从而帮助人们改变生活方式。

服务快速增长的需求。

可穿戴设备则为医疗人员提供了持续了解老年人健康状况的新途径，为有效远程护理提供了独特的机会。例如，可穿戴设备可以连续、无创地捕捉生物特征和生物分子数据，这是传统健康评估手段无法实现的。在发生中风、癫痫或跌倒等紧急情况时，可穿戴设备会自动发出警报以便及时进行医疗干预，特别是能为生活在农村地区的老年人提供更好的保健服务，减少地域发展的不平衡。如今的可穿戴设备已经成为普及产品，购买一个手环的价格大约二百多元，而一块智能手表需要一两千元，价格丰俭由人。

在功能上，虽然手环与智能手表相比存在差距，但除了显示以及智能交互，手环已经具备了智能手表一半以上的功能。况且，无论是手环还是智能手表，都需要手机的支持，因此，在某种程度上，手环是一个入门级的产品。当用户使用了一段时间后，一般都会升级购买智能手表。

随着时间的推移，可穿戴设备的技术创新也日新月异。早在 2014 年，苹果就推出了第一代 Apple Watch，引入了"健身圆环"功能。后来，苹果不断丰富和完善相关功能，同时在手表中新增"健康监测"功能。第四代 Apple Watch 具备心电图检测功能，当用户出现心率过高或者过低、心律不齐、移动心电图房颤等情况时，手表都会发出预警提示。此后推出的产品，又增加了"SOS 紧急联络""心脏健康""睡眠监测""摔倒检测"等功能。2022 年秋季在线发布的第八代产品新增了女性健康功能，帮助进行生育跟踪。

智能手表对老年人的健康管理可以分为日常管理、异常管理和突发管理三个部分。2024 年，我 71 岁，我会通过智能手表进行日常健康管理。每天早上醒来的第一件事就是查看智能手表显示的静息心率。如果心率在 40~50 次 / 分钟，表明心情放松，没有太大的压力。如果心率达到 60 次 / 分钟左右，说明压力有点儿大，提醒我要注意。接下来，我洗漱完毕后就会穿好衣服和跑鞋出门跑步。

在跑步中，我始终关注自己的心率变化。当心率快时，我会把跑步的速度放慢；当心率慢时，我会加快跑步速度，始终把心率控制在区间 2。我平时跑 5 千米大约用时 32 分钟，平均心率约为 141 次 / 分钟（在区间 2 的底端），最大心率约为 167 次 / 分钟。

2023 年 3 月的一天，一位朋友的 60 多岁的姐姐早上起床时有点儿头晕，想要呕吐，她自己也不知道哪里不舒服。她让丈夫留在家中陪伴她。到了傍晚 6 点左右，丈夫发现她不对劲，反应迟钝，言语不清。她丈夫不清楚她到底怎么了，就在家族微信群中发了两段语音向大家求助。她的弟弟刚好在家休息，听了这两段语音，立即打电话联系姐夫，他判断姐姐应该是中风了。他们迅速联系附近的人，把姐姐送往医院。不到半个小时，姐姐就被送到医院急诊室。医生诊断她患上了脑梗，这是一种缺血性中风，病因是脑血管堵塞导致的脑组织缺血缺氧。医生立即采用了静脉溶栓治疗，通过输液清理血栓，疏通血管。

医生表示出现中风症状后的 3 小时是治疗的黄金时间，若未能在这个时间内得到诊治，就容易导致瘫痪，严重时甚至会失去生命。如果她在早上出现不适症状时就及时就医，那将是最理想的。

其实，现在的智能手表已经有了对身体突发异常的提醒和预警功能。假如朋友的姐姐佩戴了一块智能手表，当她的身体出现异常，智能手表就会在第一时间自动向子女、家人、社区服务站和医院报警。如此，她就能在中风治疗的黄金时间内及时到达医院进行治疗。

我们长寿科技社群的 1000 位学员年龄集中在 40 岁左右，都是在企业工作的员工或管理者。我们正在以可穿戴设备为抓手，进行健康管理的实验。实验观察的指标包括管理心率、管理热量消耗、管理睡眠、管理最大摄氧量等。我就上述四个观察指标进行简要阐述：

（1）管理心率：例如我今天早上的静息心率是 57 次 / 分钟，这个数字意味着当前承受着一定的压力。就在前一天，我的静息心率是 47 次 / 分钟，仅仅过了一天，静息心率就增加 10 个单位，这说明我遇到了压力，提醒我需要放松一下。

（2）管理热量消耗：我们经常听到有人抱怨，尽管做了很多运动，但体重没有减轻。从科学的角度说，这是不可能的。智能手表具有热量消耗管理功能，热量消耗包括基础热量消耗和运动热量消耗。如果你能做到每天消耗 3000~4000 大卡热量，保持一定的热量消耗缺口，减肥是没有问题的，7000 大卡的热量缺口相当于减掉 1 千克体重。

（3）睡眠管理：每天都要了解和管理自己的睡眠，观察睡眠质量。如果我观察到自己的深度睡眠质量不佳，就会在白天多晒太阳，让身体分泌褪黑素，或者服用褪黑素辅助睡眠。

（4）最大摄氧量管理：最大摄氧量是指一个人每千克体重

每分钟可以利用的最大氧气量，这个数值越大越好。一个人的最大摄氧量越高，说明他在制造三磷酸腺苷时消耗的氧气越多，无论是骑车、跑步还是划船，他的速度都会很快。

2018 年，《美国医学会杂志》发表的一份研究报告（对超过 12 万人进行跟踪调查）显示，较高的最大摄氧量与较低的全因死亡率相关。彼得·阿提亚在《超越百岁：长寿的科学与艺术》中强调："最大摄氧量是可以通过训练来增强的。"

有了可穿戴设备作为抓手，我们可以让运动训练更加科学。几年前，美国科罗拉多大学医学院的助理教授伊尼戈·圣·米兰和同事乔治·布鲁克斯发表了一项研究报告。他们发现 2 区训练为一个人做任何事情打下了良好的有氧基础，无论你是骑自行车，还是和孩子一起玩耍，你都可以轻松应对。另外，做好 2 区训练还带来了一个重要的改变，那就是通过改善线粒体的效率有助于预防慢性疾病。做 2 区训练时，主要使用的是慢肌纤维，这些肌纤维的线粒体密度高，非常适合慢节奏、高效的耐力工作。如果训练强度达到区间 4 或区间 5，所用到的肌肉就转变为快肌纤维。这种纤维的效率低，但更强劲有力。

2013 年，科学家提出了衰老的九大分子细胞和系统标志，分别为 DNA 不稳定、端粒损耗、表观遗传改变、蛋白质稳态丧失、营养感应失调、线粒体功能障碍、细胞衰老、干细胞耗竭和细胞通讯改变。当我们在 2 区运动时，在"线粒体生物合成"的过程中将产生许多新的、更有效的线粒体。

同时，通过一个"线粒体自噬"的循环过程可以消除那些已经功能失调的线粒体。只要我们坚持在区间 2 进行运动，无论是哪种运动形式（只要运动过程中有 80% 的时间心率能够保持在区间 2），都能改善我们的线粒体，帮助我们延缓衰老。坚持在 2 区运动还可以有效控制 1 型和 2 型糖尿病，降低血糖水平，极大提升自己的代谢灵活性。代谢灵活性指的是人适应新陈代谢需求的能力。代谢不灵活的人只能使用葡萄糖供能，而代谢灵活的人则可以使用脂肪供能。

我从 2017 年开始用可穿戴设备管理健康，成为一个长期使用可穿戴设备管理健康的案例。2023 年 10 月 29 日，我即将参加 2023 年的北京马拉松。我的身体状况如何，能否完成马拉松？通过可穿戴设备管理健康的结果和医院检测的结果一致吗？

为此，我来到一家康复医院进行了运动平板测试。测试结果显示我的最大摄氧量是 39.2，对比美国运动医学会的标准，我属于 60~69 岁人群中优秀的级别（测量的那天，距离我 70 岁的生日还差三周）。再来看看我的生化检验数据：

（1）空腹血糖：一年多前，我的空腹血糖是 6.61，超过正常值（3.9~6.1）。如果空腹血糖继续升高，极有可能会发展为糖尿病。为了降低空腹血糖，我采取了在无补给的条件下进行空腹长距离跑步，即每周日我都会在心率区间 2 跑一个半程马拉松。现在，我的空腹血糖为 5.39，属于正常范围。

（2）25-羟基维生素 D[①]：一年之前，我体内的 25-羟基维生素 D 含量是 16.85 ng/ml。如果这个数据低于 20 ng/ml 就表明缺乏 25-羟基维生素 D。大多数中老年人都会因缺乏维生素 D

———————

① 25-羟维生素 D 是维生素 D 在肝脏中进行第一次羟化的产物，因为它的半衰期较长（约 3 周）、浓度较高，且不受血钙、血磷以及甲状旁腺激素的影响，因此是用于评估维生素 D 营养状态的金指标。通过检查 25-羟维生素 D，可以评估患者是否存在维生素 D 缺乏或过量，并辅助诊断、治疗佝偻病、骨软化症、骨质疏松症等疾病。

而导致骨质疏松，即使每晚睡眠时长超过 8 小时也会感觉睡眠不足。我现在的 25-羟基维生素 D 数据为 42 ng/ml，几乎是之前的 3 倍。是如何做到的呢？我会在夏天阳光充足的时候，赤裸上身跑步 1 小时，让自己的前胸后背充分晒太阳。同时，我还服用了维生素 D 胶囊。

（3）甘油三酯：现在我的甘油三酯数据是 0.96 mmol/L（<1.69 mmol/L 为正常）。因为我坚持在心率区间 2 跑步，提高了代谢灵活性，消耗了内脏脂肪，降低了甘油三酯。同时，我也严格控制饮食，如不吃油条、喝咖啡不加糖。

（4）低密度脂蛋白胆固醇（LDLC）：一年之前的数据为 3.92 mmol/L，我现在的数据为 3.44 mmol/L（<3.35 mmol/L 属于正常范围），降低了 12.2%，距离正常值仅差 0.09 mmol/L，再降低 2.7% 就进入正常值范围了。

我们发现，只要老年人使用智能手表管理自己的健康，他们的健康意识就会比没有使用智能手表之前更为强烈，再加上健康保险，可以说真正实现了"双保险"。没有想到，日益增长的以智能手表为抓手的健康管理也推动了"健康保险"业务的发展。

然而，我们也发现，绝大多数的保险业从业者并不了解可穿戴设备与老年健康管理之间的关系。很多保险人也佩戴智能手表，但其中有几位能把可穿戴设备与老年健康管理的关系与保险客户说清楚呢？又有几位保险人意识到智能手表与健康保险之间还存在着某种深度的关联呢？事实上，智能手表与健康保险可以共同为客户构建"双保险"。

时代变了，推广健康保险的策略也要随之改变。

第 十 一 章

跑起来更健康

第一节　五步法：轻松跑起来的秘诀

十几年来，我一直在推广跑步，带着成千上万从不跑步的普通人跑起来。通过 4~8 周的 2 区训练，他们都能跑完 5 千米甚至 10 千米。为什么他们进步得那么快？是因为他们有天赋，还是因为他们有毅力？其实都不是，是他们掌握了轻松跑起来的"五步法"。

1. 第一步：挂空挡

某天，我去参加一个孩子出国留学的分享会，我分享了自己带着女儿跑步的故事。到了提问环节，一位学生家长问，像那种从来不跑步的人，应该怎么起步。我对她说，早在十几年前，我和她一样觉得自己跑不了步，因为我从小就是体育差生，大学体育课考试跑步不及格，补考引体向上才毕业。从此，我对于体育运动，尤其是跑步，心有余悸。

2003 年 5 月，我得了一场感冒，在社区医院输液一周才好。那年我 50 岁，免疫力严重低下，手脚都被真菌感染，痒得难以忍受。为了身体健康，我开始参加户外徒步和登山。2005 年 7 月 1 日，我登上了海拔 5355 米的四川四姑娘山大峰。之后，我还攀登了青海玉珠峰和新疆慕士塔格峰。2008 年底，我先后攀登了世界七大洲最高峰中的四座，澳大利亚最高峰——科西阿斯科山（海拔 2228 米），非洲最高峰——乞力马扎罗山（海拔 5895 米），欧洲最高峰——厄尔布鲁士山（海拔 5642 米），南美洲最高峰——阿空加瓜山（海拔 6962 米）。2008 年 12 月初，我开始学习跑步，不到 1 个月的时间就能跑 10 千米了。

根据我的经验，在做一件新的事情之前，一定要把自己放到"挂空挡"的位置上。不要在事情还没有做之前就怀疑自己是否能完成即将要做的事情。"挂空挡"就是让你的身体从原来"不会跑"的设置中退出来，回到"空档"状态，再进入"尝试"状态。曾经担任过 Facebook 首席运营官的谢丽尔·桑德伯格在《向前一步》一书中说："我发现，如果我害怕做某件事，通常是因为我不太擅长或不敢尝试。""积极心理学之父"马丁·塞利格曼说："成功的生活需要大部分时间乐观和偶尔的悲观。轻度的悲观可以使我们在做事之前三思，不会做出愚蠢的决定；而乐观则使我们的生活有梦想、有计划、有未来。"

如何进入"空挡"状态？我的经验是可以阅读几本和跑步相关的书籍，例如村上春树的《当我谈跑步时，谈些什么》或者约翰·瑞迪的《运动改造大脑》等。有条件的话，你可以认识一些经常跑步的人，加入一个跑团。总之，就是想方设法向跑步靠拢，增加接触跑步的频次。久而久之，你就会融入跑步大潮。

其实，不仅学习跑步是这样，学习任何新的知识，接触任何新的事物都需要从打破自己开始。美国黑人女作家艾丽斯·沃克说："放弃自己力量最常见的方式，就是认为自己毫无力量。"我的体会是永远都不要说自己不行，重要的是寻找到打破自己的那个"开瓶器"或"扳手"。

2. 第二步：找标杆

榜样的力量是无穷的。2014 年，我与大女儿十川合作创作了《百马人生，从 55 岁开始》跑步绘本，这本二百多页的书是多格漫画，画得很有趣。很多看了这本书的人会说，55 岁的人都能开始跑步，他才四十多岁，也一定能跑步。

无意之中，我从 55 岁开始跑步的故事，激励了四十多岁的人。你还可以寻找一个体重比你重同时也在跑步的标杆，通过对标，激励自己跑起来。总之，你要寻找一个在某些方面和你有反差的人作为标杆。当然，最好的标杆是你身边的人，距离你很近的人，这样的人最容易学习和模仿，普通人不要找差距太大的人作为标杆。

3. 第三步：找理由

万科集团董事长郁亮说，管理不好自己的体重，怎么能管理自己的人生？郁亮为万科集团的员工找到了一个很好的跑步理由：管理好体重，才能管理好人生。

我发现清华大学毕业的学生普遍都能跑步。原来，清华大学有一个让学生们跑起来的理由——"为祖国健康工作50年"。朋友圈的一位女士表示她跑步的理由就是能穿进之前买的漂亮裙子。我也听到过"为吃而跑"的理由。如果想吃，那么你就必须跑。我觉得只要是能帮助你跑起来的理由都是好理由。

4. 第四步：能说话

有人说他只能跑2千米，再多就跑不动了。我觉得那一定是跑快了。如果你一边和人聊天说话，一边跑，你的速度就比较合适。如果你跑起来是上气不接下气的，那就说明跑快了。

村上春树在《当我谈跑步时，我谈些什么》一书中谈过他初学跑步时的感受："20分钟，最多也就30分钟左右，我记得，就跑这么一点点，便气喘吁吁地几乎窒息，心脏狂跳不已，两腿颤颤巍巍。"

我带过很多人跑步，只要能一边跑步一边说话，就能轻松跑完30分钟。当然，初学跑步，你也可以跑一段，然后走一段，通过跑、走相结合的方式来完成。我在第四章也提到，学习跑步最好通过智能手表来管理强度。跑起来，只要把心率控制在2区，你就不会很累，就能轻松起步。

5. 第五步：给奖赏

心理学家发现，特定的暗示和奖励机制能激发人培养新的习惯。"喜新厌旧"是一个成语，描述的是一种心理现象。当你培养了一个新的习惯后，就会把原有的习惯覆盖掉。习惯一旦养成就不会被轻易改变，只能用一种新的习惯去覆盖旧的习惯。

一种方法是设置一个"自我奖赏"，一旦达成某个目标，就可以置办一件跑步装备，如跑鞋、服装等。2015 年 9 月，我去参加柏林马拉松，给自己设置的奖赏是一个日默瓦登机箱，只要跑出个人最好成绩，就奖励自己一个。还有一种方法是"外部奖赏"，把跑步照片或跑步心得晒到朋友圈，寻求更多人的点赞和转发。

第二节　跑步可以锻炼身体哪些部位的肌肉？

马向涛博士是《认识身体》的译者。书中写道："迈步动作是个非常复杂的过程，涉及不同肌肉之间的力量平衡。此外，整个过程还与地面平坦程度、躯干协同运动、身体平衡状态以及对侧肢体配合有关。""当你大步流星前行的时候，每迈出一步的间隔不到半秒钟，同时在此过程中会有 54 块肌肉参与运动。"

跑步之所以单调、无聊，是因为跑步是一个重复的周期动作。一只脚触地后迅速抬起，迈到另一只脚的前面。跑步的过程就是两只脚交替完成同样动作的过程，周而复始直至终点。一场马拉松跑下来，需要交替完成 4 万多步。

通常，跑步的动作周期可分成两个阶段：支撑阶段，即脚接触地面的过程；摆动阶段，即脚离地到下一次接触地面的过程。一个人在走路时，支撑阶段和摆动阶段所用的时间不一样，支撑阶段用的时间长，摆动阶段用的时间短，比例大约是3：2。跑步和走路最大的区别就在于，跑步时摆动阶段要比支撑阶段的时间长。一位跑友说脚落地就像踩在火盆上，一着地就要迅速离开。她的这个比喻真的非常形象。

1. 支撑阶段

当脚触地的瞬间，小腿的前后肌肉群开始活跃，以便于稳定脚的落地动作。随后，脚向身体的重心方向回收。当脚触地时，反作用力从脚传递到肢体，对骨骼产生一定的冲击力。长跑时，每迈出一步，身体所吸收的来自地面的反作用力就会达到身体重量的 2.5~3 倍。像我这样 70 千克体重的人，身体所受到的反作用力可达 210 千克。

人们在跑步时经常会发生腿部肌肉拉伤，原因是在单位时间内腿部肌肉承受的力量过大，远远超出它们的承受限度，也就是说，能够承受就能继续跑，承受不了就会产生肌肉拉伤，进而无法跑步。跑步时产生的反作用力导致腿部肌肉损伤的可能性比走路高出 4 倍。

2. 摆动阶段

当脚离开地面时，腘绳肌（大腿后侧那块肌肉）收缩，使小腿向臀部方向运动，并使膝关节保持一定角度，直到向前摆过身体重心。在摆动阶段，膝关节的弯曲程度是由股四头肌的柔韧性决定的。增加股四头肌的柔韧性有助于提升跑步能力。腹部肌群和屈髋肌群在摆动过程中也发挥着拉伸和存储能量的作用。

3. 胫骨前肌

胫骨是小腿前面的骨头，胫骨前肌位于胫骨的前面，它的作用是在脚掌触地至快速蹬地阶段，帮助减慢身体运动速度。在小腿摆动时，它也起着重要的作用，可以提起脚趾和脚踝，为下一次落地做好准备。踮起脚行走是一种提高胫骨前肌力量的好方法，可以在家里地板上练习踮脚走，不要穿鞋。

4. 腓肠肌和比目鱼肌

小腿后面的两块肌肉分别是腓肠肌和比目鱼肌。它们在跑步中能够使胫骨减速，控制胫骨不再向前移动。它们从胫骨的后面向下延伸，并且和跟腱相连，一直连接到跟骨的后面。

这里要提一下跟腱。跟腱具有强大的收缩能力，它可以在迈步过程中提供 50% 的力量，然后蹬地动作会沿着足弓传递到脚掌。另外，如果你有扁平足问题，可以通过提升足弓或者穿特制的鞋来矫正扁平足。

5. 股四头肌

顾名思义，股四头肌由四块肌肉组成，从大腿往下并与膝关节周围的肌腱连接，然后越过膝关节至胫骨。当身体从脚掌由触地至蹬地向前移动时，股四头肌起着减震作用并且做离心收缩。很多人跑步后感觉膝关节疼痛，多数情况下是因为股四头肌力量不足。

如果选择一个动作来训练股四头肌，深蹲是一个不错的选择。前蹲是将杠铃放置于锁骨前的深蹲，是专门用来训练股四头肌的动作。它比颈后深蹲对膝关节的压力要小很多。深蹲要做到多深效果更好？膝关节屈曲 120° 的深蹲，要比膝关节屈曲 60° 的训练效果更好。

6. 腘绳肌

这些肌肉位于臀部和膝关节之间，覆盖大腿的内侧和外侧。当大腿向前摆动时，腘绳肌做离心收缩使腿开始减速向前移动，并帮助脚掌落地时稳定膝关节。强壮的腘绳肌有助于避免膝关节的伤病。训练腘绳肌的动作包括硬拉、反向屈腿等。

7. 臀大肌

臀大肌就是位于臀部的那块肌肉，它是人体最大的肌肉。

如果你跑过上坡，对于臀大肌的作用就会体会得比较深。跑上坡时，臀大肌如同一个小马达，为身体提供动力，推动身体向前。如果臀大肌不够强壮，会导致其他肌肉过度代偿。久而久之，过度使用的肌肉就会受伤。

在跑上坡时可以观察到，那些不停步的人往往臀部线条突出，他们的臀大肌发达。

臀部力量训练无论是对女性塑造美好的身材，还是生理健康都是非常有好处的。强壮臀大肌的王牌动作就是臀推。

8. 臀中肌

臀中肌可以帮助维持臀部对称并防止一侧骨盆倾斜。那些跑起来臀部摇晃的人，多数是因为臀中肌不够有力。弹力带坐姿髋外展和臀桥等动作可以训练臀中肌。

9. 内收肌

内收肌位于大腿内侧，参与跑步的整个循环过程。触摸大腿内侧，如果感觉松软，那就说明内收肌力量薄弱。

对于女性而言，内收肌是很重要的肌肉。凡是双腿夹紧的动作都可以训练内收肌。抗阻力量训练就是强壮肌肉最好的方法，我非常喜欢抗阻力量训练。因此，我把家里的客厅改造成"居家健身角"，配备了杠铃（长距、短距各一套）、哑铃（若干）、壶铃（若干）、健身球、瑜伽垫、泡沫轴、弹力带和单杠等器材。

肌肉力量的增强不仅可以帮助你跑出更好的成绩，还有助于预防伤病。

第三节　普通人跑马拉松安全吗?

2023 年 10 月 27 日，我去设在国家会议中心的北京马拉松博览会领取号码布和服装。现场遇到媒体采访，记者问我这次跑北京马拉松有何不同。我回答说，最大的不同在于上周刚过完 70 岁生日的我还能跑北京马拉松。

回想 2022 年 11 月跑北京马拉松时，65 岁以上的参赛选手共有 155 位，年龄最大的是被称为"北马大爷"的张顺。到了 2023 年 10 月，张顺大爷本来想报名再次参加北京马拉松的，但遭到了全家人的反对，他早在一年前就答应家人只跑半程马拉松了。

北京马拉松以后会有多少 70 岁以上的选手参赛，是 100 位，还是 50 位？我们不得而知。但我相信，将来会有越来越多的选手从中年一直跑到老年，从 60 岁跑到 70 岁、80 岁甚至 90 岁。如果有一天，能有 1000 位 70 岁以上的选手参加北京马拉松，那将说明中国在健康老龄化道路上迈出了可喜的一大步。

我第一次参加北京马拉松是在 2009 年 10 月 18 日，那年我 56 岁，没有体能跑完全程，只跑了一个半程马拉松。当时我的想法很简单，一辈子能完成一个全程马拉松足矣。没想到，这一跑就是十几年，脚步再没停过。我每年都会跑马拉松，跑得最多的一次是 2019 年，那年我跑了 22 场全程马拉松。新冠大流行的三年，没有线下的马拉松比赛可跑，我还绕着小区跑了几场线上的全程马拉松。

迄今为止，我已经完成了 130 多场全程马拉松，还跑过香港 100 千米越野、50 千米超级马拉松、4000 米海拔的 47 千米天空跑，连续三天参加三场全程马拉松，连续九天参加九场半程马拉松等。

我发现不少人对于 70 岁的人还跑马拉松都表现出某种担

忧。有人提醒我："您这么大年纪了，还是悠着点儿。"跑马拉松安全吗？回答是肯定的。

判断一件事是否安全，不是看它是否会出现意外，而是看出现意外的概率究竟有多高。我们先来看一下飞机失事的概率。2022 年 3 月 21 日，东航一架波音 737 客机在执行昆明至广州的航班任务时，于梧州坠毁，机上人员共有 132 人，其中包括旅客 123 人、机组 9 人。这是中国民航自伊春空难以来的一次重大事故，并导致持续 4227 天的行业安全纪录再次"清零"。

根据国际航空运输协会发布的 2021 年商用航空安全指标数据，包括事故总数、总事故率和死亡人数，每百万次飞行总事故率为 1.01%。这意味着飞行 99 万次才会发生 1 起事故。中国各大航空公司的飞机失事平均概率为 1/200 000，有时可达 1/1 000 000。尽管东航的客机在梧州发生了空难，但飞机仍然是远程交通中最安全的方式之一，并且其安全性仍在不断提高。

我现在出远门首选的交通工具就是飞机，除非目的地不远，我才会选择高铁。2023 年 9 月 30 日，我在新疆图木舒克市跑了一场半程马拉松，我从北京坐飞机过去，跑完马拉松再坐飞机返回北京，整个过程很安全。

我们再来看看跑马拉松的猝死概率。《中华心血管病杂志》2020 年的一篇由北京大学第三医院国家卫生健康委员会心血管分子生物学与调节肽重点实验室工作人员撰写的文章显示：大型回顾性研究报道的马拉松导致的绝对心脏性猝死风险发生率多低于 1/100 000。与年轻男性相比，中年男性在进行极限耐力运动时心脏性猝死的概率增加 6 倍。对于专业运动员来说，每 5 万名马拉松运动员中有 1 人面临心脏性猝死的风险，平均年龄 35 岁的运动员发生运动相关心脏骤停的风险增加了 10 倍，其中最常见的是冠心病。研究数据表明，在 10 万名参加马拉松的选手中，不一定会有一位选手因心脏病猝死。猝死的原因主要是冠心病。

用通俗的话来说，在 10 万名参加马拉松的选手中，有些人可能是心脏病患者，其中可能会有人在比赛中突发心脏病。也有可能有的参赛选手在参赛前并不清楚自己患有心脏病，结果在比赛中发生意外。还有可能，同样是不清楚自己患有心脏病的参赛选手，比较幸运，没有在比赛中猝死。

有人说他刚刚做完年度体检，一切都很正常。其实，心脏病隐藏得很深，即便在医院做心电图或心脏超声显示正常，也可能随后突发心脏病。例如，曾经有媒体报道北京地铁乘客猝死的事件。再如，2023 年 7 月 26 日，美国职业篮球运动员勒布朗·詹姆斯的大儿子布朗尼·詹姆斯在南加州大学的篮球训练中心脏骤停，后经抢救脱离危险。

根据中国心血管中心 2019 年的统计数据，中国每年因心源性猝死的患者高达 55 万人，平均每一天就有 1507 人猝死，每小时有 63 人猝死，每分钟有 1.05 人猝死。另外，由于不科学的跑步方式使原本健康的人患上心脏病的情况也不在少数。

北京大学第三医院心内科的徐顺霖大夫在一段短视频中讲述了"跑步成瘾"可能引发心脏病等问题。徐大夫曾接触三位长期跑 10 千米马拉松，成绩在 3 小时左右的跑者，他们的年龄都在 40 岁左右，都是跑步导致出现心脏问题而来寻医问诊的。

第一位是一位教练。他的心脏本身没有问题，四肢健康，但他的主动脉因跑步受损。他来到北京大学第三医院找徐大夫做了主动脉置换手术，更换了血管。

第二位是一位每月要跑 300 多千米的跑者。他全程马拉松的成绩是 3 小时，但他的心脏因跑步而增大了，比正常人大 20%~30%。他的右心室很大，心脏的某些肌肉像健美运动员的变形肌肉。徐大夫通过核磁共振检查发现了他的问题。他对徐大夫说，他跑步的时候感觉很爽，但跑完有胸闷的感觉。

第三位跑马拉松的成绩也是 3 小时左右，但他的心房超过正常的标准，有心房颤动（以下简称"房颤"）的迹象。

研究报告显示，适量运动可以有效降低房颤等心律失常的风险。然而，运动量一定要适度，长期的高强度运动反而会增加房颤的风险，过犹不及。

运动与房颤存在一种 U 形曲线关联，即长期缺乏运动和过量高强度运动都会增加房颤的风险。发表在《英国运动医学》杂志上的研究报告显示：

在没有心血管危险因素的人群中，运动员发生房颤的风险是非运动员的 3.66 倍；在 55 岁以下的人群中，运动员发生房颤的风险是非运动员的 3.60 倍；在 55 岁以上的人群中，运动员发生房颤的风险是非运动员的 1.76 倍。

对于身体健康的人来说，马拉松并非一项危险的运动。为了防止发生意外，马拉松赛道上普遍配置自动体外除颤器（AED），使得发生意外的选手能在心脏骤停 1 分钟内被发现并开始进行心肺复苏，3 分钟后进行 AED 除颤，5 分钟内救护车赶到并提供高级生命支持，从而将马拉松赛道上心脏骤停选手的抢救成功率提高到 80%~90%。

试想一下，如果同一名选手在公园或郊外跑步时发生心脏骤停，其抢救成功率可能不如马拉松赛道上那么高。例如，2020 年 8 月某地公园就曾经发生一位资深跑者猝死的事件，现场没有条件实现"3 分钟开始 AED 除颤，5 分钟救护车到达"。

70 岁跑马拉松安全吗？我是从 55 岁开始跑步，56 岁跑马拉松，一直跑到 70 岁，现在还在继续跑。我并不是突发奇想要跑马拉松的老大爷。

其实，70 岁跑马拉松包含两层含义。一层是指跑到 70 岁还在继续跑马拉松的人（像我这样的马拉松存量选手）。另外一层是指活到 70 岁才开始跑马拉松的人，他们是马拉松的增量选手。我认为有很多 70 岁身体健康的人士有能力完成马拉松，只是他们没有尝试，或者缺少较为系统的训练。

《中华心血管病杂志》2020 年刊登的一篇文章指出：一项为期 21 年的大型前瞻性研究显示，与对照组相比，老年马拉松跑者从长期运动获得的益处远超长跑带来的风险。规范和有组织的马拉松比赛并不会增加猝死的风险。

相关数据显示，截至 2023 年 1 月 11 日，根据人口抽样调查结果显示，2022 年我国 70 岁及以上老年人口有 2.41 亿人，占总人口的 17.3%。2.41 亿人是什么概念？2.42 亿人相当于日本人口的两倍；相当于英国、法国、德国人口的总和；相当于美国人口的 70% 以上。

在 2.41 亿 70 岁的中国人中，有能力跑马拉松（包括半程、全程）的人一定很多，只不过绝大多数人没有尝试而已。我认为，随着全民健身战略的推广和落实，每一年都会有 70 岁的增量跑者加入半程或者全程马拉松的队伍。

等到条件成熟时，我们将会举办专为 70 岁以上选手设立的"老将马拉松"，项目有 5 千米、10 千米、半程、全程。年龄只设下限，不设上限：只要身份证上的年龄在 70 岁以上，报名时提交田协认证的比赛成绩证书即可。

第四节　70 岁跑北京马拉松的体验

早上 7 时 31 分，北京马拉松鸣枪起跑。不知何故，比原定时间晚了 1 分钟。我在心里嘀咕，晚鸣枪 1 分钟不知会打破多少人的"北马梦"，赛道沿途的 8 个关门点，都是准时撤掉计时毯的。

听到出发的枪声，我脱掉穿在身上用来保暖的一次性塑料雨衣，身上仅剩下背心和短裤。我把雨衣揉成一小团捏在手里，等着一会儿走到赛道边上好扔掉。

前后左右都是人，那种密度堪比北京早高峰地铁上的人流。在人潮的簇拥下，我缓缓往前挪动，一小步，又一小步。

听到左边有人喊我，转头一看却不认识。他说自己是"江豚湾湾"的，2019 年和我一起跑过纽约马拉松。他所说的"江豚湾湾"是南京的一个跑团，团长是孙海，是我推动他开始跑步的。跑团依托社区而建，大家既是邻居也是跑友，不仅推动了运动健康，还增进了邻里关系。

我住在北京朝阳区，也参加了一个小区跑团，跑友是周围小区的邻居。从早到晚，都有人绕着小区跑步，遇到了都会相互打招呼。围绕着小区外围有一圈沥青路面的健身步道，跑一圈是 1200 米，很舒适。每当我围绕小区晨跑，常常会联想到村上春树沿着东京神宫外苑跑步，在那里跑一圈是 1325 米。2023 年北京马拉松，我们小区跑团共有 16 人参加，其中一位女跑友的目标是 3 小时。

赛前，我给自己定了一个小目标，按照 7 分钟 / 千米的配速跑，争取 5 个多小时完赛。我看了一下手表，我前 1 千米的配速是 7 分 05 秒 / 千米，又看了一下心率，心率有点儿高，已经不在区间 2，而是飙到区间 4 或区间 5。心率高到区间 5，那就说明运动强度很大。在比赛中，短暂的高强度是可以的，但长期高强度运动则会增加房颤发生的风险。我曾经看到一组数据：在 55 岁以上的人群中，运动员发生房颤的风险是非运动员的 1.76 倍。

我开始放慢速度，第二个 1 千米的配速是 7 分 27 秒 / 千米。跑过西单路口、民族文化宫，来到民族饭店门前。几天前，大学同学群中有两位同学约好要来民族饭店门前为我加油。去年，他们也来这里为我加油。我们都是在 1977 年恢复高考那年上的大学，于 1982 年初毕业分配工作。

1981 年 9 月 27 日举办第一届北京马拉松时，我们都还在大学校园里。不过，在 20 世纪 80 年代，我们的温饱问题还没有解决，在学校从没听人讨论过马拉松。同学中极少有人能跑步，最多能跑 3000 米或 5000 米。

我从小到大都是体育差生，学校运动会与我无缘。万万没想到，大学毕业几十年后，当年的体育差生变成一名马拉松选手。我从未想过自己会跑马拉松，我的同学更加没想到。两位老同学如约而至，已经等候在民族饭店路边。我和老同学合影留念用了一二十秒。2022 年，我在民族饭店和同学合影时，遇到了担任北京马拉松"关门兔"的毛大庆，我和同学的合影还是他帮忙拍的。

跑过复兴门桥不久，我看到了 5 千米的标志牌。我用时 39 分 22 秒跑完 5 千米，配速是 8 分钟 / 千米。我努力把心率控制在区间 3，心率一高，我就跑慢点；心率一低，我就跑快点。我追求的不是匀速跑，而是在心率区间 3 的状态下平稳跑。

身后传来一声："百马大爷。"回头一看，是北京万科的韩丹。两周前，他邀请我参加了万科在北京绿心公园举办的"城市乐跑赛"。我是 2012 年在万科推广跑步时认识韩丹的，那时他踢足球、骑自行车，但不跑步。他参加第一场半程马拉松时，我还在担任私人配速员，陪他完成了比赛。

在跑完 10 千米前，我没喝水，也没补能量胶。从 6 月份开始，每天晨跑 8 千米或 10 千米我都是空腹进行的，不吃任何食物，也不喝任何饮料。最长的一次是空腹、无补给跑了 30 千米。我这么练，是为了提升身体的代谢灵活性，正如我在前面提到的，代谢灵活性是人适应新陈代谢需求的能力。代谢不灵活的人，只能使用葡萄糖供能，而代谢灵活的人，可以切换到使用脂肪供能。

跑过 10 千米，用时 1 小时 19 分 27 秒。赛道右边有人喊："田老师加油"我没看清是谁，便向路边跑去，原来是西班牙加泰罗尼亚大区旅游局中国代表处的李鸣，我赶忙和他握手。2015 年 3 月，李鸣邀请我和几位体育圈的朋友去参加巴塞罗那马拉松。受疫情的影响，我们也有好几年没见面了，今天在北京马拉松赛道上见面，都非常兴奋。

途中来到一处水站，我停留片刻，喝了少半杯水。刚回到赛道，就遇到跑友奥巴巴。我们认识也是因为跑步。那是在2009年夏天，为了备战10月份的北京马拉松，我参加了朝阳公园的半程马拉松训练。我们的教练是帅克，他介绍我和奥巴巴认识。几个月后，我参加了10月18日的北京马拉松，那是我人生第一次参加国际体育大赛。我跑的是半程马拉松，成绩为2小时16分46秒。

原本，我想得一块奖牌送给刚满月的女儿。但跑完半程马拉松后，既没有得奖牌，也没有发证书，这让我有点儿沮丧。当晚，我乘飞机前往昆明出差，下了飞机收到帅克发来的短信：半程马拉松不是马拉松，42.195千米才是马拉松。

帅克的话激励了我，我下决心一定要完成一次全程马拉松。2010年1月2日，我在厦门完成了人生的首个全程马拉松，那一年我56岁。

这次跑北京马拉松，奥巴巴的任务是当私人配速员，陪公司一位同事完成首个马拉松（后文简称"首马"）。前段时间备战北京马拉松，他带着同事在奥森公园跑过一次30千米。现在，我们三个人结伴一起跑。

跑马拉松的十几年来，我一共跑了130多场马拉松，既担任过官方配速员，也做过私人配速员。2022年跑北京马拉松，我一路上陪着三位新手跑者，助力他们完成了人生首马。陪新手跑首马的次数多了，自然就会积累一些经验。跑首马的新手往往压力比较大，担心自己跑不下来。奥巴巴的同事名叫曙光，国字脸，中等个头，跑起来有点儿外八字。我和曙光一路上都在聊天，通过转移注意力帮他释放压力，话题都是想到哪儿聊到哪儿。

两个人随意聊天的速度，心率通常都在区间 2 或区间 3 的底部，不会太高，这也被称为"巡航速度"。我们沿着昆玉河往北跑，一路上没有什么悬念，跑得也比较自如。看到 21 千米指示牌时，我和曙光停下来，奥巴巴帮我们拍了一张合影。

我从腰包里取出 1 支能量胶，撕开一个小口，像挤牙膏一样把能量胶挤到嘴里。腰包里备了 4 支能量胶，以备不时之需，但我还是希望身体主要通过燃烧脂肪来获得能量。

25 千米是个关门点，上午 11 点准时关门，只有保持在 8 分钟/千米配速内，才不会被关门。我和曙光来到知春路的学知桥，从桥下跑过去是一个上坡，为了节省体能，我们走了一段，上了坡后，我们又开始跑。跑过 25 千米关门点，才稍微喘了几口气，曙光补充了一支能量胶，喝了几口水。

从 25 千米一路向北跑到 30 千米，途经熟悉的学院路，观众很多也很热情。临近中午，气温也在升高。跑过 29 千米时，曙光去路旁上厕所，我和奥巴巴在路边等待，这时，毛大庆带着 6 小时 15 分的"关门兔"跑来了。

这是毛大庆第 7 次服务北京马拉松，他已经成了"关门兔"的专业户，先后为 19 场马拉松担任"关门兔"。他的背包上贴着一张小广告，上面印着："跑在我前面才能完赛。"毛大庆提醒我们说："30 千米这一段，必须保持 9 分钟/千米的配速，慢了就要被关门。"我们和毛大庆等"关门兔"一起拍了一张合影，就赶快跑起来。

跑过 30 千米计时毯后，我们才把配速放慢。30 千米是曙光的极限，对他来说，每往前跑 1 千米都是新的挑战，挑战身体极限，也挑战心理压力。马拉松这项运动，就是每一个人对自己体能和心理的一场较量。

很快，我们跑到科荟桥，到这里早已人困马乏，走着的跑者也越来越多。这座桥的坡度有点儿大，为了保留体能，我们也选择走着上桥。

接下来，我们跑到林萃路，沿着北五环辅路跑进奥林匹克森林公园的外围。有人说，跑马拉松最难的是最后 10 千米。确实如此，我快一年没有跑马拉松了，8 月份训练的最长距离是 30 千米。因此，我只比曙光多一些跑马拉松的经验，这一段路，我们同样不敢懈怠。

跑过 36 千米后的一个折返点，我和曙光停下来，握着路边的铁栏杆连续做了几次高抬腿。曙光说脚底板有点儿痛，我估计可能是足底筋膜炎，现在也没有其他好的办法，只能踩着马路牙子，撑一撑脚底板。

前面右转便是北辰西路，我听到赛道对面有人喊："田老师，加油！"原来，毛大庆带着"关门兔"又赶上来了，这一路上，我们都是被"关门兔"追赶着跑。我估算了一下距离，"关门兔"距离我们大约 1 千米，我们仅比"关门兔"快 10 分钟。我和曙光又加快了速度，一刻不停地跑到北辰西路的折返点。这时，曙光有些力不从心，脚底板越来越痛，就多走了一段路程。

"田老师，加油！"的呐喊声再次从赛道对面传来，"关门兔"又逼近了。从北辰西路右拐，我们来到了科荟南路，看到了 40 千米的指示牌，距离 13 点 25 分的关门时间还有不到 30 分钟。

右边有一位女跑者，她的配速和我们差不多，身材偏瘦，长得眉清目秀。我注意到她跑一段，然后走一段。我提醒她，后面 1.5 千米就是"关门兔"，不能再走了，稍微懈怠就有可能被关门。我说："你跟着我跑吧，我会根据你的呼吸节奏来调整配速。"我听出她的呼吸有点儿吃力，就把速度放慢，我们一直跑到 41 千米处。女跑者说，她想走几步。我说，只能走到前方右拐弯，后面必须跑。

跑过最后一个折返点，我们来到景观大道，眼前就是终点前的拱门阵列。肾上腺素开始在体内激增，女跑者也不由自主地兴奋起来。我们穿过了距离终点 195 米的那道拱门，胜利就在眼前。

在跑最后两千米的这段路程中，我们超过了很多人，再没有人能够超越我们。因为其他人几乎都在走，而我们仍在跑，最后两千米的配速是 7 分 30 秒 / 千米。

我陪着女跑者，奥巴巴则陪着曙光，我们四个人一起踏过终点线上的计时毯。女跑者兴奋地伸出手来和我击掌，随后，我、女跑者和曙光在终点前拍了一张合影。

我的成绩是 5 小时 53 分 43 秒，比去年的成绩慢了 16 分钟。但是，作为一名 70 岁的跑者，我陪伴了两位之前并不认识的跑者完成了北京马拉松，其中，曙光更是完成他的首马。这个年纪还能被人需要，一股幸福感油然而生。成就他人就是成就自己！

第二天，我在朋友圈看到了曙光发的一首诗：

"双足完赛软绵绵，北马京城兑诺言。

吃豆小鸡纯犟弩，巅峰跨越乐无边。

人生道路实如是，自我超突永向前。

岁月不期逐梦想，五千仞岳上摩天。"

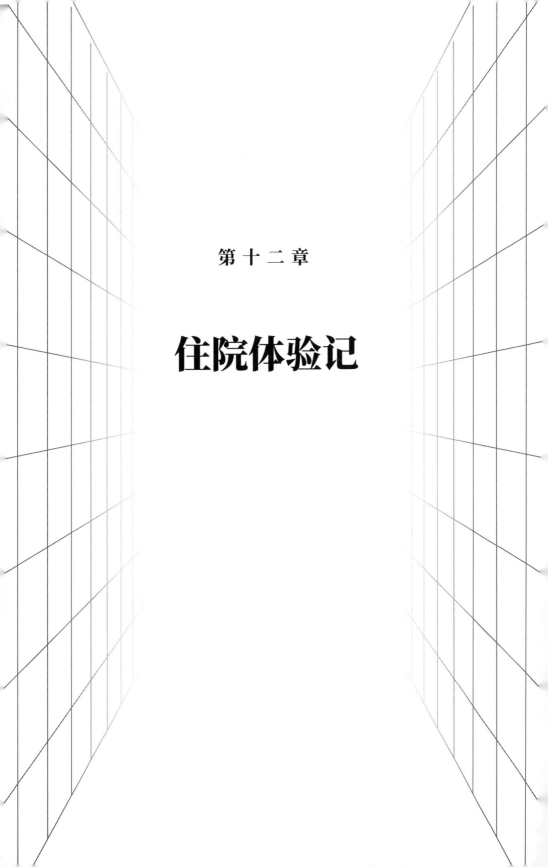

第 十 二 章

住院体验记

第一节　前列腺癌：中老年男性的"隐形杀手"

"您多大年纪？"护士问

"67岁。"我回答道。

我说完才意识到说错了。2020年我确实是67岁，但过了2021年的元旦，本应加上1岁变为68岁。可是我又一想，已经说了是67岁，不如就这样将错就错吧。

这是我第一次住院，而且正值北京的寒冬。

整整一个上午我都在为各种各样的事情排队——递交核酸检测报告、提交化验单、办理住院证、办理住院委托书，还有请大夫签字。

乌泱泱的人群挤在一个像难民营似的大棚子里排队。

棚里的温度很低，先是冻脚，然后是冻手。一直到中午12点才算办完了所有手续，但窗口的护士说，病房里已经没有午饭了，需要自己在附近找个地方解决吃饭问题，再上楼去病房。

我赶快给开车送我到医院的妻子发信息，让她不要离开，先陪着我找个地方把午饭吃了。

我找了一家湖南米粉店吃了一碗米粉。然后，我背着一个70升的登山背包，拿着一个小包，住进了医院的泌尿科病房。

不管怎么说，我都是个幸运儿，仅用一周的时间就等到了住院的床位。排队交费的时候我就听周围的人说等了一个月才等到。真的是应了那句话，有什么都不要有病。

我所在的病房有6张病床，在我之前已经住进4个病友，我是第5个，据说第6个病友第二天就会住进来。回想40年前上大学时，我住的也是6个人的宿舍。

我在登雪山时结识了不少山友；跑步十几年认识了天南地北的很多跑友；参加"南周写作营"，又认识了不少喜爱写作的文友；现在住进医院，第一次结识病友。病房里共有5个病友，两个人68岁，一个人67岁，一个人66岁，一个人63岁。如此看来，泌尿科疾病是60岁以上人群的"专属"。

2020年12月初，我在体检中心做年度体检，体检报告显示总前列腺特异性抗原（PSA）值高达16.34 ng/ml，参考值仅为0~4 ng/ml，高出好几倍。体验中心的内科主任在微信中对我说，要去专门的泌尿科医院做进一步检查。我翻看了2018年、2019年的体检报告，发现那时的PSA值都是10 ng/ml。

两年多以前，我按照惯例做完年度体检后，体检中心就通知我说体检报告中有一项（PSA）值是正常值的4倍，建议我去有泌尿科的医院再做进一步的检查。

说实话，这是我第一次关注PSA，也是第一次觉得PSA和我的身体健康有关系。其实，我在2002年就接触过PSA这个概念，那时阅读了安迪·格鲁夫的《只有偏执狂才能生存》一书，在那本书的附录一，格鲁夫谈到"我的第一次 PSA"。

1994 年的秋天，时任英特尔公司董事长的格鲁夫做了一次体检，体检包括系列血液测试，除了一项，其余的指标全部正常。不正常的那项就是 PSA，格鲁夫的 PSA 值是 5 ng/ml。那一年，格鲁夫 58 岁，身体状况良好，没有任何不适，他并不知道 PSA 值为 5 ng/ml 意味着什么。

PSA 是一种由正常前列腺和前列腺中癌变细胞共同释放的物质。检测结果如果高于 PSA 正常值，可以看作前列腺癌的警报，但并非绝对。

格鲁夫的女儿是一家医院的护士，她把父亲的情况告诉了一位医生朋友。恰好，那位医生刚发表了一篇讨论 PSA 检测利弊的长篇论文。医生说，前列腺癌不一定会致命。医学试验结果显示，所有死于其他原因的男人，有半数人在前列腺中存在癌变组织。因此，医生认为没有必要去做 PSA 检测并将论文的副本寄给了格鲁夫。看完论文后，格鲁夫打消了去看泌尿科医生的念头。

转眼到了 1995 年初。格鲁夫在山中休假一个月，打算一边滑雪，一边写书。空闲时间，他便在电脑上寻找相关信息，很快，他找到一个专门谈论前列腺的论坛，许多患有前列腺癌的患者和他们的亲属在其中谈论自己的故事。既有人提问，也有人回答，气氛很热烈，大家的话题中都有 PSA 这个词。通过这个论坛，格鲁夫还找到斯坦福大学泌尿科主任的一篇很长的综述性论文，格鲁夫从中了解到很多信息。

1994 年，美国每年会有 20 万个病人被确诊为前列腺癌，其中有 3.8 万人被断言将死于该病。在美国，前列腺癌已经成为男性的"第二大杀手"，第一是肺癌。论文中指出，前列腺癌的死亡率之所以不高，是由于前列腺癌不具备侵略性。不过，格鲁夫则认为，绝大多数前列腺癌患者都是在老年时被发现的，他们可能会在前列腺癌作祟前就已死于其他疾病。

格鲁夫从这篇论文中学习到一个极为重要的知识点，即 PSA 值可以反映肿瘤大小，PSA 值为 5 ng/ml 意味着格鲁夫的肿瘤有一块方糖大小。他想到体内有一块方糖大小的肿瘤，不寒而栗。休假结束后，格鲁夫回到医院又做了一次 PSA 检测，并把血液标本送到两个不同的化验室。结果分别显示为 6.0 ng/ml 和 6.1 ng/ml，说明那块肿瘤正在长大。检测结果让格鲁夫坐不住了，他立刻去看泌尿科医生。

医生对他做了前列腺手指检查，即把手指伸入直肠，摸一摸前列腺是否很大、很硬，医生经过检查没有发现异常。医生建议格鲁夫一周后做一次穿刺活检，也就是从格鲁夫的前列腺组织中取出可疑的组织样本，进行病理分析、定性。做穿刺活检需要局部麻醉，把一个穿刺的工具从肛门送进去，然后，用细针穿刺前列腺组织。活检的结果显示阳性。无疑，58 岁的格鲁夫患上了前列腺癌。

遗憾的是，尽管我在 2002 年时就读过格鲁夫关于 PSA 和前列腺癌的讲述。但 49 岁的我并没有对此给予足够重视，更没有把 PSA 和自己做某种关联。现在，我的 PSA 值是正常值的 4 倍。而当年，格鲁夫的 PSA 值仅是正常值的 1.5 倍。我该怎么办？

我迅速在网上挂了医院泌尿科的专家号。到了医院，我发现泌尿科诊室外面坐满了等候看病的人，好不容易才轮到我。

大夫问："为什么去年没来？"

我说："没觉得不舒服，就没管。做过前列腺彩超，但是没说有异常。"

大夫说："只做彩超是不够的。"

我的 PSA 值是 16.34 ng/ml，这表明我患前列腺癌的可能性很大。为了确诊我需要住院做穿刺活检。

事不宜迟，2021 年的元旦后，我就住进了医院的泌尿科病房。

我曾经在贾平凹的一篇文章中读过这样一段话："年轻时，按着按着就呲到墙上了。如今，扶着扶着就滴到鞋上了。"

贾平凹所描述的这种男人的尴尬，就是前列腺疾病导致的一种排尿现象。通常，男性在 50 岁时就会出现前列腺增生的问题，到了 60~70 岁的时候，其发病率会增加到 75%。

换句话说，只要是男性，一生中都会受到前列腺疾病的困扰。

从临床的角度来看，前列腺问题主要表现为三个阶段。

（1）储尿期：尿频、尿急、尿失禁以及夜尿增多等。

（2）排尿期：排尿踌躇、排尿困难以及间歇性排尿等。

（3）排尿后期：尿不尽、尿后滴沥等。

对我来说，储尿期、排尿期、排尿后期的状态都有。记得新冠疫情前，每次出差下飞机后进厕所，我都要等半天才能尿出来，这确实是一个让人苦恼的问题。

最麻烦的是，前列腺疾病会和你"缠缠绵绵"，剪不断，理还乱。

这是我第一次住院，既十分新鲜，又有很多期待，同时也有很多不适和忐忑。

在医院病房的护士站，我测量了一次血压，读数为高压157。我觉得这个血压数据绝对不可信，因为我是背着大包小包爬上楼来的，而在上个月的体检时测量结果是高压136。

预约住院的护士告诉我，不能带太大的行李箱。我就找出十多年前用过的70升登山包。

女儿真是长大了，帮我收拾登山包，把洗脸盆、饭盒、洗漱用具、拖鞋、换洗衣服、要看的书、听课用的耳机、干纸巾、湿纸巾和速溶咖啡条都塞进去。她还把自己的薄荷糖也放到我包里的小口袋，而我打开小口袋时才发现这份惊喜。

下午，护士告诉我第二天早上将进行抽血化验。大夫第二天要给我做前列腺的穿刺检查。

随着我跑马拉松的次数越来越多，我以为自己的身体会越来越好。身体不好能跑马拉松吗？其实，这也是一个巨大的认知误区。能跑马拉松只能说明你的竞技状态好，但不能说明你的身体好。更何况"身体好"这简单的三个字，事关各种数据和指标。例如，PSA值的高低和你跑多少场马拉松毫无关联。

2020年8月14日早上7点多，太原一位70岁的资深跑者在晨跑时突然晕倒在地，送往医院后不治身亡。2018年，他全程马拉松的最好成绩是3小时23分，然而，马拉松成绩好与身体健康之间并不存在因果关系。如果身体里存在连自己都不知道的疾病隐患，无论马拉松的成绩有多好，哪怕跑进了"大神级"的2小时10分之内，也无法抵御疾病。

我搜集了相关资料，发现美国有跑马拉松的老年选手死于前列腺癌的案例。《跑步圣经》一书的作者乔治·肖恩是一名心脏病专家，他在 1964 年，也就是 45 岁时穿上跑鞋，开始了自己的跑步生涯。乔治·肖恩跑了 22 年，在 1986 年被诊断患有前列腺癌，于 7 年后的 1993 年去世，年仅 74 岁。埃德·怀特洛克也曾以 85 岁高龄在一年内跑出多个世界纪录。2017 年 3 月 13 日，刚过完 86 岁生日仅一周的埃德因前列腺癌逝世。这些案例说明跑得快对于预防前列腺癌没有任何作用。

第二节　早期筛查与常见认知误区

病房里的人进进出出，我只能戴着眼罩，塞着耳塞睡觉。睡到夜里两点，爬起来上了一趟厕所。

5 点 30 分，我被护士叫醒，抽了一管血。上完厕所我才想起昨天护士说需要留尿，我躺在床上又憋了半个小时，把尿留好，拧紧了存尿的试管，放到病房的护士站。

7 点 30 分吃早餐，一辆打饭的推车停在走廊里，我拿着饭盒去打饭——小米稀饭、一枚白水煮鸡蛋、一点儿咸菜。

8 点多，我跟随护士去拍摄胸片、测心电图，同行的约有十个病友，都是泌尿科的患者，我们都跟在护士的身后往前走。

9 点多，同病房的一位病友被推进 4 楼的手术室。手术进行了好几个小时，很成功。由于病友的身体虚弱，被安置在重症监护室接受检测。入住时，我就注意到这位病友的身体很瘦弱，形容枯槁。

英国医生马特·摩根在《重症监护室》一书中说，病人之所以会被送到重症监护室，是因为他们有一个甚至多个重要器官功能衰竭。有可能是肺衰竭，需要借助呼吸机维持生命体征；还有可能是心脏衰竭、肾衰竭、消化道衰竭、代谢衰竭、血液循环衰竭，甚至脑衰竭。任何人需要器官支持，都意味着命悬一线。

我用手机把住院的点点滴滴写成一篇文章，早上发到朋友圈。我写这篇文章的目的很简单，就是剖析自己、现身说法，用我的案例提醒大家重视前列腺疾病。每个人每年都应该按时去体检中心或者医院做体检，体检报告出来后也要仔细查看，如果发现指标异常，就一定要去专科医院做进一步的检查。

我的主治医师是医院泌尿外科主任医师、教授、博士生导师，也是泌尿外科知名专家。他说，正常情况下 SPA 值小于 4 ng/ml，如果 PSA 值在 4~10 ng/ml，属于灰区，需要根据情况排除前列腺癌的可能。如果 PSA 值大于 10 ng/ml，患前列腺癌的可能性比较大。如果大于 20 ng/ml，患前列腺癌的可能性就很大了。如果 PSA 值大于 100 ng/ml，则几乎可以确诊为前列腺癌中期或晚期，伴随可能的肿瘤转移。

对于 45 岁以上的男性，每年做一次前列腺 PSA 检测以及前列腺直肠指诊至关重要，这有助于早期发现前列腺癌，意义重大。

2008 年至今，我一直在跑步，参加马拉松，并在全国各地推广跑步文化。这些年，除了西藏以及个别省，我已在全国很多城乡推广跑步。2020 年 11 月 29 日，我还在昆明古滇名城参加了七彩云南秘境百马环滇超级马拉松，成绩是 5 小时 59 分 22 秒。

我想强调的是，某些疾病的预防和治疗与跑步没有关系。大家千万不要片面地认为，参加马拉松、能跑 100 千米就能练成刀枪不入之身。

当天下午，护士通知我，第二天上午做核磁共振，下午做前列腺穿刺检查。

从小学雷锋精神，"雷锋出差一千里，好事做了一火车。"即使住院，我也不能闲着，要继续做运动健康的推广。于是，我和病房的病友们开始聊天，打发时间。

在交流中我了解到，一位病友偶尔游泳，另一位病友则坚持每天走 8000 步。不过，大家对于运动健康的认识比较粗浅。我和他们一一加了微信，以便后续跟进与深度沟通。病友们也反映，现在的信息繁杂，真假难辨，让人无法判断哪些是真科学，哪些是伪科学。

说到健康，大家往往首先想到医疗健康。这也是一个极大的认知误区，一旦依赖医疗来维系健康，就说明健康状况已经到了后期。对于一个人来说，比"医疗健康"更为重要的是"运动健康"。"运动健康"是我们每个人都能做到且都应做到的对于身体的"主动干预"，是通过"主动干预"导致身体与精神共同健康的一种新的生活方式。

"运动健康"与"医疗健康"都是一种"人工干预"。不同的是，运动健康是主动干预，而医疗健康是被动干预。运动健康是一种事前干预，治未病。一个人可以从小就开始进行运动健康的主动干预，直至生命的终点。如何通过运动对自己的健康进行主动干预呢?

从小学会一项运动技能,年轻时经常坚持训练,把技能变成一种习惯,到了中年、老年要定期参加各种各样的赛事。让运动健康贯穿一个人的整个生命周期。少年时的运动健康有利于一个人的身体发育、成长,无论是长身高,还是长肌肉,都离不开运动。运动还能分泌内啡肽,有利于提升专注力,提高学习文化课的能力。运动不仅健体,而且健脑。青年、中年时,学习压力和工作压力都很大,运动健康能够舒缓压力、减轻焦虑、防止抑郁,更好地改善情绪,起到心理健康的作用。老年时,运动可以有效地缓解身体机能的衰退,能够使人"老龄不老化,退休不退化"。

运动健康也是构建医疗健康的基础,试想一下,如果没有好的体能和好的心理素质,可能无法承受一台常规的手术,又何谈医疗健康。如果你有一项擅长的运动项目就完全不同了,运动对于手术后快速康复也是大有益处的。

第三节 诊断前列腺癌的"金标准": 前列腺穿刺活检

护士通知我早上不能吃也不能喝,要等到上午9点去做核磁共振检查。

据说,今天是北京最冷的一天。做核磁共振需要走出病房大楼,然后在寒风凛冽中再走几十米,才能到达做核磁共振检查的地方。

我以为是在同一栋大楼做检查,于是裹了一件羽绒服,只穿着病号裤就出门了。做核磁共振的人很多，都在排队等候，足足等了半个小时还没轮到我，我感觉两条腿已经开始发冷。

我心想："这要是被冻感冒麻烦可就大了。"按照目前的速度推测，再过 20 分钟也轮不到我，我赶紧三步并作两步地回到病房穿了一条秋裤再下来。这可是我好多年来第一次穿秋裤呀！

下午 1 点 30 分，安排做前列腺穿刺检查，我下身仅穿一条病号裤，内裤不允许穿，上身依旧裹着羽绒服，进了二楼的一个没有窗户的检查室。我一边脱衣服，大夫一边问我问题。我说我是跑马拉松的，一个月前的体检报告发现 PSA 值高，所以就来做一个穿刺检查，看看问题到底大不大。

听到我跑马拉松，大夫就问了我一些马拉松相关事宜。大夫问我最长距离跑多远。我说，最长距离跑过香港 100 千米越野，27 小时完赛。大夫挺年轻的，微胖，虽然他不跑马拉松，但是很佩服跑马拉松的人。我和他还聊到了西湖大学的施一公教授也在跑马拉松。

前列腺检查是通过肛门这个路径进行的。大夫用酒精棉给我的臀部进行清洁消毒，接着，我感觉到 B 超的探头伸进了肛门，在里面摇头晃脑。做完检查后，大夫说没看到什么可疑的东西。听了这话，我释然了。

做穿刺之前，又是一轮清洁消毒。给肛门部位实施了局部麻醉，大夫用一张大大的手术单子把我的臀部遮起来，留出空白的部位是为了进行后面的穿刺。

紧接着，就听到如同操作射钉枪一般的"噗"声，靶心就是肛门附近的前列腺。第一枪打完，大夫问我什么感觉，我说痒痒的。然后，一连"噗"了六次。这仅仅是对前列腺一侧打了六枪，另一侧也需要打六枪，一共要打十二枪才能完成任务。对于前面的六枪我还能忍受，对于后面的六枪就需要咬紧牙关了。

那种感觉早已不再是痒，而是胀，是一种压迫感的痛楚。与此同时，肛门和尿道也都发出释放的需求信号。如果片刻之后，它们都在手术台上喷洒出来那可如何是好？那也太没尊严了吧？我使出浑身解数，坚持着数到第十二次"噗"声。

大夫用纸巾帮我擦拭了刚刚挨了十二枪的臀部。我提好裤子，直奔洗手间。还好，没有发生我担心的那种情况，甚至没有"滴滴答答"。我明白，刚才的担心只是一种感觉，而不是真实的需求。

我想自己走回病房，大夫说不行，要让护士用轮椅把我推回病房，并且在 24 小时内尽量不要随意走动。我回到病房，在病床上躺了半个小时后有了尿意，坐在马桶上半个小时才滴出几滴血尿。

躺在病床上，下半身那种被压迫的痛楚一直没有消失，令人坐卧不安，心绪不宁。我取出小女儿塞进我包里的耳机，从微信里搜出维瓦尔第的《四季》，随着音乐声，我的心绪开始慢慢宁静下来。

前列腺穿刺活检两个小时后，我又去了一趟洗手间，坐在马桶上 20 分钟后，下面开始"滴滴答答"，慢慢变成小溪，压力释放了，那种舒畅感真是难以言表。

回到病房，病友说护士站的人在找我。我去护士站询问，护士说第二天上午 8 点 30 分就可以办理出院手续了。不过，穿刺检查的结果需要 7 个工作日才能拿到。医院的晚饭开得早，下午 5 点就开始吃晚饭了。饭后半个小时，我又有了上厕所的需求。几乎没有片刻的等候，说来就来。

第四节　劫后余生引发的思考

出院那天早上 7 点多吃完早餐后，我就开始收拾东西，通通装进 70 升登山包。当初，通知住院的电话就提醒我，病房没有那么大的地方，不要带大的行李箱。我本来是想带一个平时商务出差用的拉杆箱，一听医院的要求，就改为多年不用的登山包。

没过一会儿，大夫开始例行的查房，他和我简单交流了一下，说要等穿刺活检的结果出来之后才知道后续该如何，叮嘱我回家要卧床休息 24 小时。8 点 30 分，我把储物柜的钥匙交给护士长，在出院证明上签了字，然后背上登山包到院子里的出院处办理结算手续。尽管这是北京自 1966 年以来最寒冷的一天，但是医院里里外外依旧挤满了进进出出的人。

住院的这几天感觉像坐长途火车，刚和对面的人聊熟，上了趟厕所回来，就发现对面换了人，之前的那位已经下车了。

刚住院的第一天，我心里还是忐忑不安的。但当我遇到同病房的一位做过前列腺摘除手术的病友后，心里就坦然多了。作为管理咨询工作者，我深知方法论的重要性。做任何事情都要寻找榜样，找到榜样之后就要解析榜样，然后对标自己，寻求改善之道，同病房的这位病友就成为我的参照标杆。

有关数据显示，2020 年我国十大癌症新发病例中，肺癌

82 万，结直肠癌 56 万，胃癌 48 万，乳腺癌 42 万，肝癌 41 万，食管癌 32 万，甲状腺癌 22 万，胰腺癌 12 万，前列腺癌 12 万，宫颈癌 11 万。这十种癌症占新发癌症病例的 78%。

2020 年中国男性癌症死亡病例为 182 万，其中肺癌 47 万，肝癌 29 万，胃癌 26 万，食管癌 21 万，结直肠癌 16 万，胰腺癌 7 万，前列腺癌 5 万，白血病 4 万，神经系统癌症 3 万，非霍奇金淋巴瘤 3 万。这十种癌症占癌症死亡总数的 88%。从中可以看出，前列腺癌排在第七位，大约有 5 万人死于前列腺癌，这是一种不可小觑的疾病。

通过与标杆病友聊天，我了解到，目前的微创手术已相当成熟。医院泌尿科团队每天要做近百台手术，经验丰富，技术娴熟。如果穿刺检查结果不佳，我就可以采取"先发制人"的策略，选择微创手术摘除前列腺，从根本上解决问题。

我找到的另外一个标杆是好莱坞影星安吉丽娜·朱莉。2013 年，通过基因测序她得知自己是 BRCA1 突变基因携带者，这种基因使她患乳腺癌的风险高达 87%。为了预防乳腺癌，她选择了切除双侧乳腺的手术。朱莉在《纽约时报》的一篇文章中说，"决定去做双侧乳腺切除手术并不容易。但这个决定是我非常乐意去做的，因为我未来罹患乳腺癌的概率从先前的 87% 下降至不到 5%。我现在可以让孩子们不再担心乳腺癌会夺走妈妈"。同样，如果我的检查结果提示存在风险，我将去医院做前列腺摘除手术，确保女儿们不再担心前列腺癌会夺走爸爸。

我把住院体验分享到朋友圈后，受到很多朋友的关注。重回洒满阳光的家中，我突然有一种不真实感，过去的四天三夜我真的去过医院吗？

　　一周后，大夫把我的病理诊断报告单发给了我，临床诊断为前列腺增生。

　　我开始重新调整自己的工作和生活。

　　用非虚构的手法写作一本科普书，最早我是受《普利策奖·特稿卷》中的一篇文章启发，文章的题目是《中毒性休克》，作者是《纽约时报》女记者南·罗伯逊。文章刊登于1982 年 9 月 19 日《纽约时报》，这是一篇医学报道，故事中穿插着关于中毒性休克的相关知识，完全不同于传统的故事写作手法。1983 年 4 月 18 日，《中毒性休克》获得普利策特稿奖。

　　南·罗伯逊写作的这篇医学报道，让我十分惊讶，一篇硬核科技的医学报道居然能被她写得如同小说一般，有情节，有冲突。

　　我读这篇报道的时候，正值 2003 年，当时我在想，什么时候我也能用这种手法写作。不过，由于我忙于生计，学习写作的事情渐渐被丢在脑后。

　　10 年后，我读到了马尔科姆·格拉德威尔的《异类》《引爆点》等系列科普著作，写作的欲望又被点燃。南·罗伯逊的《中毒性休克》是一篇几千字的文章，而马尔科姆·格拉德威尔写的是一本又一本著作。不过，我没有动笔，我在等待合适的时机。

　　时间来到 2020 年，正值新冠大流行。之前的创业业务被迫暂停，我也不想就此躺平，开始上各种网课。

我在阅读毛大庆翻译的菲尔·奈特自传《鞋狗》时了解到，菲尔·奈特为了写好这本自传，曾经专门去斯坦福大学上写作课。

受到菲尔·奈特的启发，我也想去国内的大学上写作课。我联系了某文学院的教授，教授很热情，他说帮我打听一下。反馈的结果是，我需要参加全国硕士研究生统一招生考试才能去他们文学院学写作。

当时我已经快70岁了，很显然，这条路行不通。

不久后，我看到鲁迅文学院有一个网络作家写作班在招生，一个人收费几万元。我联系到一位朋友，请他帮忙与主办方沟通一下。朋友很快回复了，网络作家写作班不收45岁以上的人。于是，这条路也被堵死了。

我心有不甘，继续寻找。

2020年8月25日，我搜索到南周书院的一则广告——《故事写作的秘密》，费用只要339元，7位老师的线上课可以重复听。我毫不犹豫，即刻付款买了这门课。接下来的很长一段时间里，我一边听课学习，一边练习写作。我采访过不少人，写了很多习作，都发布在自己的公众号上，得到不少朋友的称赞。

2021年元旦，我因为前列腺问题住进了一家医院。这是我第一次住院，我把每天的住院体验用手机写成日记，每天写1000字，几天下来写了数千字，发布在公众号上，医生看了说我的文笔好。

2023年4月，我和王煜全老师、贺志刚老师一起创建了

"长寿科技社群"。社群采用"专业辅导、共同分享、相互激励"的学习方法，每天都有学员提出问题，每天都有人答疑解惑，每天都能看到学员的分享和进步。我每天都会在社群里打卡，根据社群的反馈和自己的体会写 600~800 字发到群里，日积月累，积累了十几万字的素材。

在运营"长寿科技社群"期间，彼得·阿提亚的新书《超越百岁：长寿的科学与艺术》在全球发布，我借助翻译软件阅读了这本书，并且写了数万字的读书笔记。

2023 年 10 月，我开始整理这些笔记和素材，并采访了很多朋友，经过 6 个月的努力，我用非虚构的手法写完了摆在大家面前的这本《百岁活法》。

写书，就是在熬时间，没有时间保证，就写不出那么多字。我写的是硬核科普，我每天都会写，短则数百字，长则几千字。一年下来，会积累数十万字。为了保证足够的时间，我拒绝出差，拒绝参加聚会，拒绝所有会耽误时间的事。

于是，我的生活越来越简单，除了基本生活用品外，其他东西一概不买。有人请我吃饭、约我见面等事情，我全都拒绝。

每天简单地吃完早饭，烧水冲上一杯咖啡，然后，我坐在电脑前，对着屏幕，用双手敲出一个又一个字。

我喜欢双手敲击键盘时发出的声响，仿佛狙击手射出的一发发子弹。我也会时常滑动鼠标，浏览前面写下的文字，看看有没有需要添加和删除的地方。

写书，让我有成就感。写书，是我一个人就能完成的事。不需要机器设备，不需要奢华的环境，不需要任何物质财富，也不需要团队。我一个人，一台旧的笔记本电脑，就可以完成。

我要感谢优客工场创始人毛大庆、海银资本创始合伙人王煜全、探险家金飞豹为本书诚挚作序；感谢尹烨（华大集团首席执行官）、王巍（金融博物馆理事长）、吴声（场景实验室创始人）、吴晨（晨读书局创始人）、马向涛（北京大学外科学博士）、贺志刚［创新地图（北京）文化公司首席执行官］、尹晓珺（北京链家党委书记）、刘湘明（钛媒体联合创始人）、张路平（《跑者世界》总编辑）为本书撰写推荐语。

我要感谢88岁的"北马大爷"张顺，他是《百岁活法》中的一号人物。非常有幸，因为参加2022年北京马拉松，参加毛大庆、贾晓萌和张顺大爷及其家人的聚会，让我能近距离和张顺大爷接触，深感大爷是中国老年人提升健康生命的楷模。后来，我又与张顺大爷一起跑过2024年北京半程马拉松。在与张顺大爷日常的微信交流中，他为我的写作提供了很多宝贵素材。

我要感谢69岁的老朋友张卫国，多年前，他带着4根安装在身体中的支架和我一起跑马拉松。说实话，一开始我对于安装支架的心脏病人跑马拉松这件事存有疑惑。但是张卫国身体力行，不受外界因素干扰，经过几年时间的锻炼，他成了一位运动达人。之后，他又开始练肌肉力量，胸大肌和三角肌都很丰满。如果只看张卫国的马拉松成绩与肌肉外形，他就是一个健康的中年人。他用亲身实践证明，跑步是心脏病患者安装支架后最好的一种恢复性运动方式。

我要感谢跑友奥巴巴和他71岁的父亲老汪，他们两人多次接受过我的采访，无私地提供了老汪突发心肌梗死、安装支架、后续恢复以及通过智能手表管理健康的故事。我和奥巴巴一起跑过很多场马拉松，包括 2012 年东京马拉松、2023 年北京马拉松等。

我要感谢帅气的马向涛博士邀请我参加《无国界病人》的新书发布会，让我了解到师永刚的故事。我是在阅读马向涛博士翻译的《认识身体》一书时，看到了他留的微信，我试着加了一下，很快他就通过了。后来，他陆续送给我他的译作《基因传》和《癌症传》，再后来，他又担任了彼得·阿提亚的《超越百岁：长寿的科学与艺术》中文版的审校。

我要感谢王煜全老师和贺志刚老师，我们一起合作创办了"长寿科技社群"，进行了一场近千人规模的线上利用可穿戴设备管理健康的社会实践。

我要感谢中译出版社刘永淳社长对本书的大力支持，我还要感谢责任编辑朱小兰以及编辑苏畅、刘炜丽、任格，在《超越百岁：长寿的科学与艺术》中文版出版前，她们给我快递来厚厚一摞 A4 纸打印的书稿，让我先睹为快。

我要感谢我的妻子杨乐对我的包容和支持，家中的所有问题都由她一个人处理，我才能潜心写作。

我要感谢对生命科学有浓厚兴趣、读高中的小女儿松冉，我在体验 5∶2 轻断食的时候，是她和我讨论代谢、营养等相关问题，让我获益良多。

最后，我还要感谢中国科普作家协会，同意我的申请，接纳我为中国科普作家协会会员。